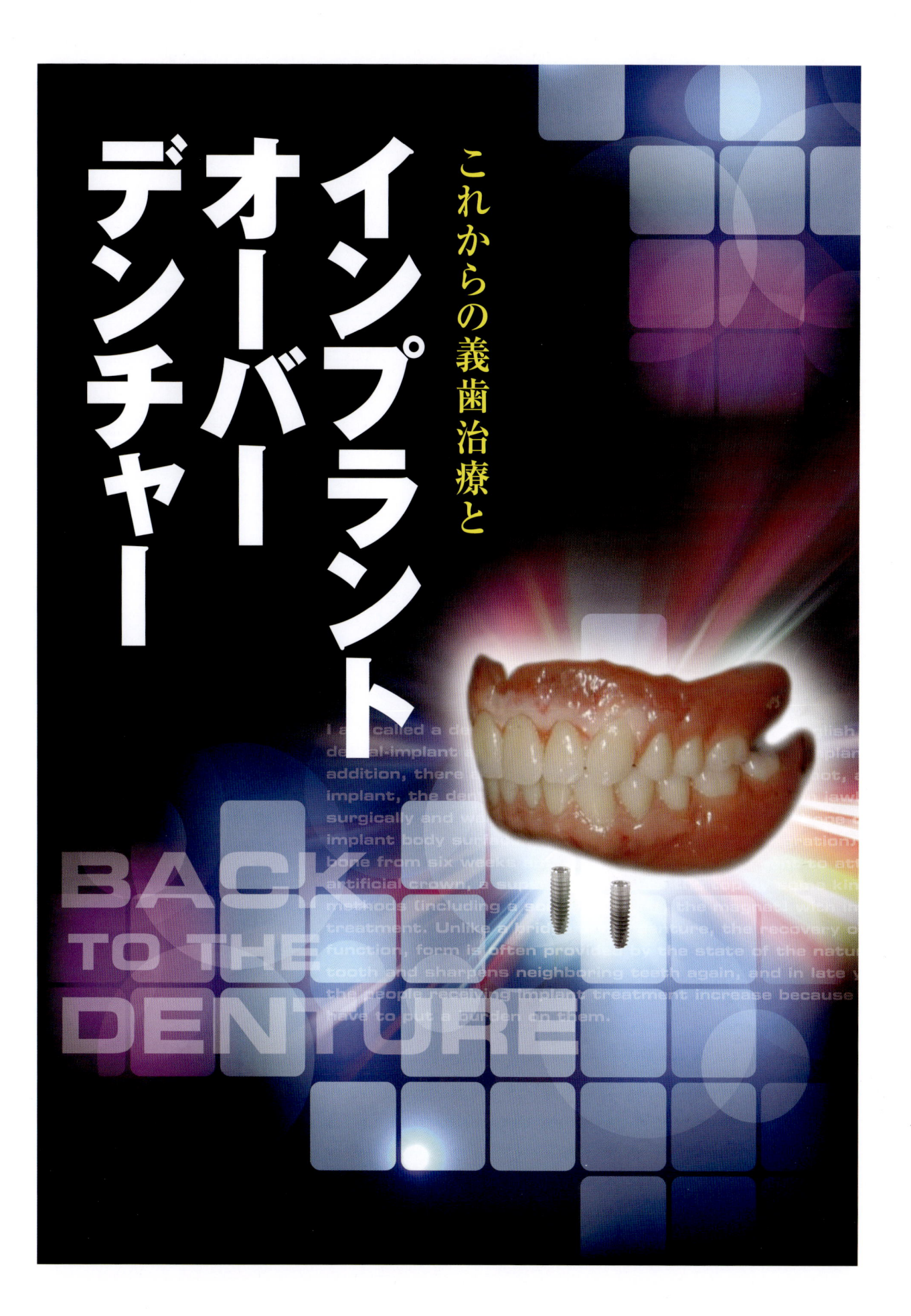

インプラント
オーバー
デンチャー

これからの義歯治療と

BACK TO THE DENTURE

刊行にあたって

　インプラントオーバーデンチャー（IOD）は、30年以上前より臨床で応用されています。しかし、急速に普及しはじめたのは、海外では2002年以降、日本では数年前からです。それまで普及を妨げていたのは、IODが中途半端で少しわかりにくいと感じられていたからでしょう。機能回復の観点では、IODはボーンアンカードブリッジには及びません。また、インプラントを埋入する本数や部位により、IODの設計は非常に多くのバリエーションがあり、それぞれ効果が全く異なります。

　日本は超高齢社会に突入し、義歯の需要はますます高くなっています。そのようななかで、これからの義歯治療において、IODという治療オプションは決して避けることのできない治療法の一つとなりつつあります。過去100年間、義歯治療は変わらなかったとよく言われますが、これからの10年で大きく変わっていくことでしょう。

　本書では、まず無歯顎者の下顎に2本のインプラントを埋入した2-Implant Overdentureについて解説します。2-Implant OverdentureはIODのグローバルスタンダードといえ、すべてのIOD治療の基本となります。その際、インプラントではなく義歯治療をベースに考えることで、アタッチメントの選択基準や義歯製作が理解できます。更に、遊離端欠損症例におけるIODなど応用範囲が広がります。そして、IODにおける義歯の挙動をよく観察することで、義歯の理解度が深まり、通常の義歯治療の技術が向上します。

　発刊にあたり、あえて研究論文の引用は最小限としました。なぜなら、インプラントのエビデンスだけで考えると、患者目線の臨床からかけ離れてしまう場合があるからです。例えば、IODにおいてインプラントは何本埋入すべきでしょうか？　インプラントベースで考えると、咀嚼能力など機能回復の面ではインプラントの本数は多いほうが有利です。しかし、義歯の不具合で困っている多くの患者さんにとっては、少ない本数のインプラントでも、十分満足を得ることができます。歯科治療において、最も重要なエビデンスとは、口腔をきれいにすること（ハイジーン）と、安定した咬み合わせ（咬合）です。咬合においては特に安定した奥噛み習慣が補綴治療の成功のカギとなります。これらは昔から変わらず、これからも変わることはありません。このようないわば、"不変のエビデンス"を貫くことに本書の主軸をおきました。

　本書を一読していただき、明日からの義歯治療に新たな発見があることを期待します。

　IODを含めたメインテナンスを行っている当院の歯科衛生士およびスタッフ、また、義歯の技工を担当した歯科技工士の松平 浩氏に、深い感謝の意を表します。

2012年2月

亀田行雄

これからの義歯治療と
インプラントオーバーデンチャー

刊行にあたって 3

第1章 グローバルスタンダード 2-Implant Overdenture
1. McGill Consensus 8
2. 海外でのIODの普及 8
3. 義歯治療をベースとした2-IODの臨床ステップ 10
    2-IODの臨床ステップ：無歯顎難症例への下顎2-IOD 11

第2章 少ない本数のインプラントによる義歯治療ベースのIOD
1. 無歯顎患者における補綴治療 26
2. 下顎IODのインプラント埋入位置 29
3. 維持主体のIODか、支持主体のIODか 32
4. 2-IODにてインプラントが維持として働く三原則 33

第3章 義歯治療をベースとしたアタッチメントの選択
1. IODの代表的なアタッチメント 38
2. 義歯の動きに対し、維持か支持かでみるアタッチメントの選択基準 40
3. ロケーターアタッチメント LOCATOR® IMPLANT ATTACHMENT SYSTEM 46
4. 2-IODにおけるロケーターの術式 46

第4章 義歯治療の今までとこれから
1. 印象採得法の二大潮流 52
2. これからの義歯治療 54
    世界標準の義歯製作システム：BPS 55
    無歯顎難症例に2-IODで対応した症例 58
3. 超高齢社会における可撤式義歯のメリット 64
    過去に埋入されたインプラントを再利用した症例 64

第5章 2-IODの新しいコンセンサス
1. JDA Consensus on Mandibular 2-IOD 70
2. コンセンサス① 義歯治療をベースとすること 70
    IODの義歯製作法：無歯顎患者における上顎総義歯、下顎2-IOD 71
3. コンセンサス② 安全な外科手術を行うこと 81
4. コンセンサス③ メインテナンスを徹底すること 88

Contents

第6章 IODにおける義歯床の形態と咬合
1. IODにおける義歯床縁形態の考え方 ... 94
2. IODにおける咬合の考え方 ... 98

第7章 無歯顎患者における上顎IOD
1. 上顎無歯顎患者においてIODはファーストチョイスか？ ... 106
2. 上顎IODのデザイン（設計） ... 106
3. 上顎のIODの難しさ ... 108
4. 上顎のIODでの対策 ... 108
    嘔吐反射の強い上顎シングルデンチャーへのIOD ... 109

第8章 遊離端欠損におけるインプラント支持パーシャルデンチャー
1. 遊離端義歯床下に1本のインプラントを応用する利点 ... 116
    上顎シングルデンチャー難症例への対応 ... 116
    ハイジーンを考慮したIOD症例 ... 121
    咬合崩壊の進行にIODにて対応した症例 ... 126
2. インプラント支持パーシャルデンチャーにおけるアタッチメント ... 129
3. インプラント支持パーシャルデンチャーの欠点 ... 129

付記
1. ミニインプラントを使用した症例 ... 132
2. OHIP-14日本語版：OHIP-14調査票 ... 136
3. インプラント埋入を専門医に依頼する場合の注意点 ... 138

COLUMN1　義歯における維持・支持・把持 ... 36
COLUMN2　なぜ機能印象は閉口なのか ... 50
COLUMN3　超高齢社会におけるインプラント治療 ... 92
COLUMN4　歯科医療における不変のエビデンス ... 130

参考文献 ... 139
索引 ... 142

デザイン　DECO design store

第1章

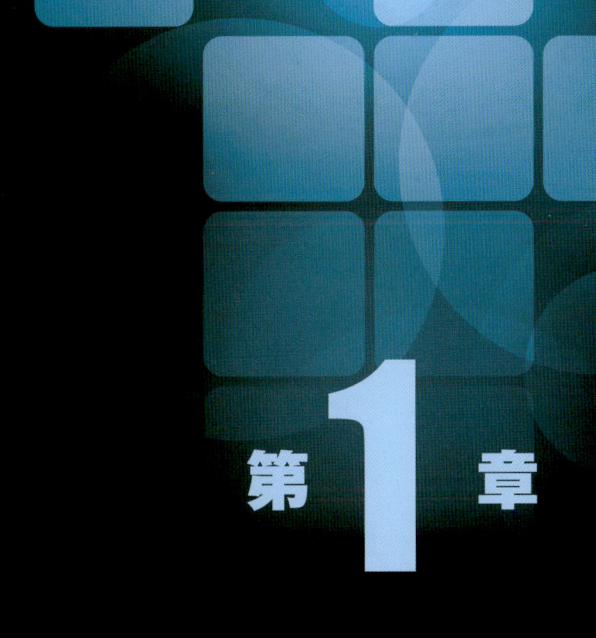

グローバルスタンダード
2-Implant Overdenture

1. McGill Consensus
2. 海外でのIODの普及
3. 義歯治療をベースとした2-IODの臨床ステップ
   2-IODの臨床ステップ：無歯顎難症例への下顎2-IOD

1. McGill Consensus

義歯床下にインプラントを埋入し、維持や支持として活用する可撤式オーバーデンチャーを、インプラントオーバーデンチャー（Implant Overdenture：以下、IOD）と呼びます。IODは、総義歯など従来の可撤式義歯に比べ、義歯の維持安定がよいため、患者さんの咀嚼機能の向上が期待でき、患者満足度の高い治療法です。

この治療法の評価が高まり、注目されるようになったのは、2002年にカナダのモントリオールで開かれたインプラント会議における、"McGill コンセンサス"と呼ばれる発表がきっかけでした。

"Mandibular two-implant overdentures as first choice standard of care for edentulous patients."（「無歯顎患者の補綴治療におけるファーストチョイスは、下顎に2本のインプラントで維持するオーバーデンチャー」）という声明です（図1）。日本の私たちの臨床感覚からすると、無歯顎患者のファーストチョイスには多少抵抗がありますが、この会議ではそれまでの研究を総合評価し、2-Implant Overdenture（以下、2-IOD）はエビデンスの高い治療法であると結論づけられています。

私たち歯科医師にとっては、科学的な根拠のある正しい臨床を行ううえで、IODという治療の選択肢を無視することはできなくなっています。

その後、2009年にはイギリスのヨークにて同様のコンセンサスレポートが発表され、海外ではIODが普及しています。

このように、世界中でエビデンスが高い方法として評価されているIODですが、私たち臨床医としてはこのような評価も考慮し、患者さんの状況に合わせた術式を選択することが求められます。

2. 海外でのIODの普及

表1は、世界10ヵ国で実施されたIODの普及についての調査結果です。表中、赤線で囲まれたところは、インプラント治療を受けた患者さんのなかで、欠損が無歯顎であった割合を示しています。興味深いことに、日本では無歯顎であった割合が7％と低いのに比べ、オランダでは81％と非常に多くの無歯顎者でインプラント治療が行われている現状がわかります。

また、無歯顎者のインプラント治療において、上部構造をどのような補綴治療で行われているのかを図2に示します。インプラント治療が普及し

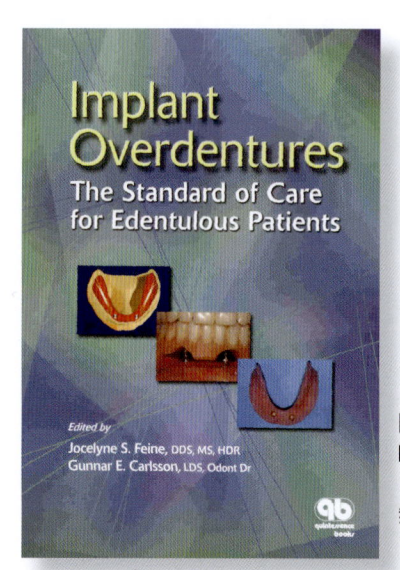

図❶ McGillコンセンサスを基に出版された書籍。過去の研究を元に、無歯顎患者における補綴治療としてIODの有効性を解説している

国	回答施設数	回答率（%）	IODの数	ボーンアンカードブリッジの数	インプラント治療を受けた全患者に対し、下顎無歯顎の占める割合（%）
カナダ	1	100	60	65	30
フィンランド	36	60	197	439	39
ギリシャ	34	85	148	843	26
日本	17	100	25	41	7
韓国	5	83	21	22	17
オランダ	27	63	3,778	276	81
ノルウェー	16	67	42	80	19
シンガポール	16	59	18	15	17
スウェーデン	28	93	87	647	18
英国	233	53	778	448	25

表❶ 2001年に10ヵ国で実施されたIOD普及に関する調査。オランダではIODの症例数が非常に多い。しかも無歯顎者にインプラント治療を行う比率が高い（Carlsson GE, et al: A survey of the use of mandibular implant overdentures in 10 countries. Int J Prosthodont, 17(2): 211-7, 2004. より引用改変）

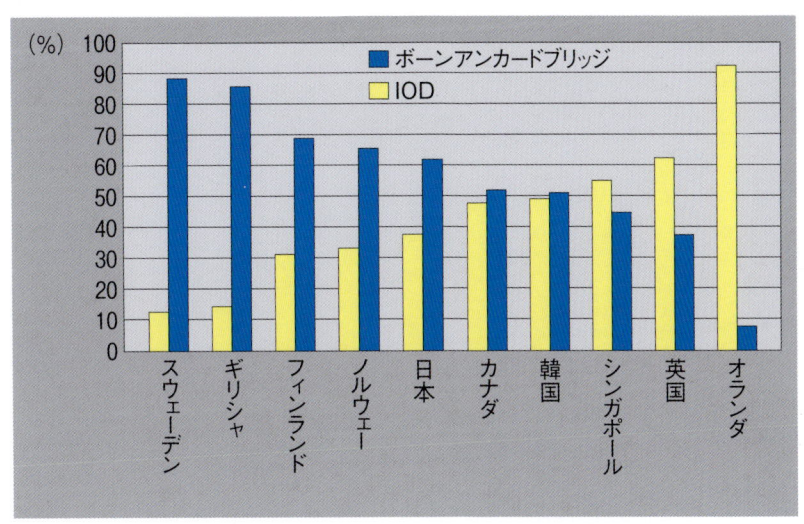

図❷ 10ヵ国における下顎無歯顎のインプラント治療に関する、ボーンアンカードブリッジとIODの割合。オランダでは多くの無歯顎患者でインプラント治療が実施され、上部構造は93％がIODとなっている。一方、スウェーデンでは88％が固定式のボーンアンカードブリッジである（Carlsson GE, et al: A survey of the use of mandibular implant overdentures in 10 countries. Int J Prosthodont, 17(2): 211-7, 2004. より引用改変）

ているスウェーデンでは、無歯顎者のインプラント補綴は88％が固定式のボーンアンカードブリッジを装着しています。それに比べオランダでは、93％がIODとなっています。

この違いは、経済的な面が影響しています。

スウェーデンでは、ボーンアンカードブリッジの一部に民間保険が適用されている反面、IODには保険が適用となりません。

一方、オランダにおいては、IODには民間保険が適用されており、患者さんは経済的な負担が少なく治療を受けることができます（図3）。しかし、ボーンアンカードブリッジは保険の給付外です。このように、患者さんの経済的な負担が少なくIOD治療を受けることができるため、他国と比べ非常に多くの症例数があります。この流れは隣国ベルギーにも広がり、2009年よりIODが保険導入されています。

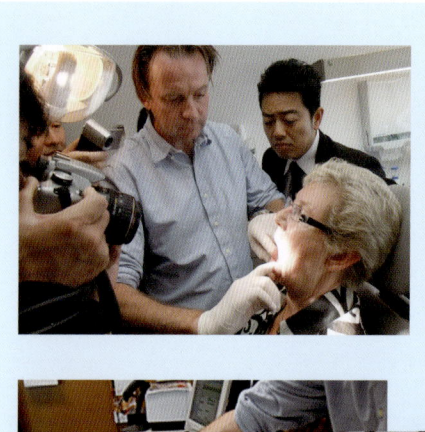

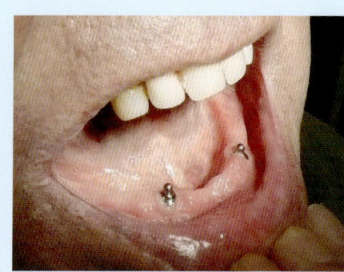

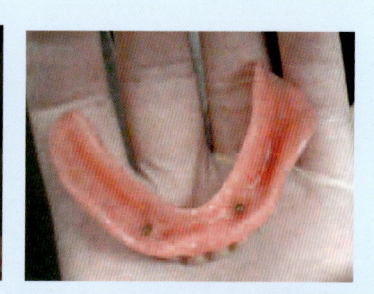

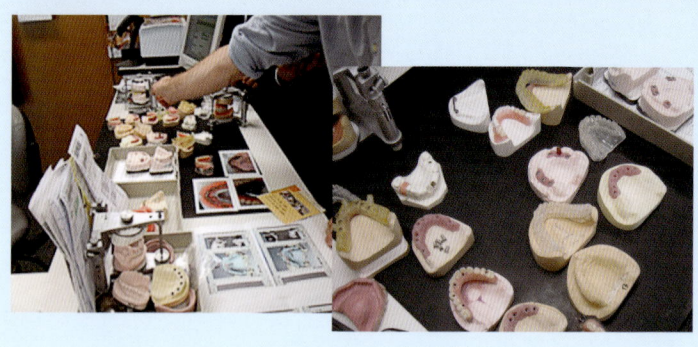

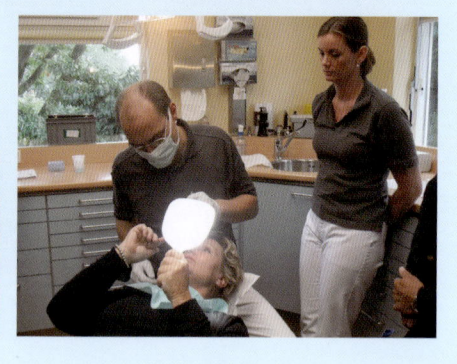

図❸ 著者が訪問したオランダの歯科医院と歯科技工所。歯科技工所では多くのIOD技工物を目にすることができ、臨床でのIODの普及がわかる。ヨーロッパの一部の国では、歯科技工士がトレーニングを受けると、デンチュリストという資格を得て、患者の口腔内を触ることができる義歯製作のスペシャリストになることができる。IOD治療においてもインプラントの二次手術までを歯科医師が行い、アタッチメント、義歯製作はデンチュリストが行う。IOD治療において質の高い義歯製作ができるシステムとなっている

3. 義歯治療をベースとした 2-IODの臨床ステップ

2-IODにおける治療の順番は、旧義歯をそのまま利用する場合や、はじめに総義歯を製作し、後からインプラントを埋入する場合などもあります。

本書では、機能に調和したIODの義歯を製作するため、インプラントを埋入し、後から義歯を製作する方法をとっています。その場合、欠点であるインプラント埋入位置のエラーを防ぐために、まずX線造影性のあるステントを用いてCT撮影し、人工歯排列位置や補綴スペースを事前に確認したうえで、最適な位置にインプラントを埋入します。

1）診査・診断（図4〜7）

まずは口腔内診査を行い、必要に応じてパノラマX線等により顎骨や顎関節の診査を行います。患者さんは通常、使用している義歯に不具合があって来院しており、義歯での改善を希望することがほとんどです。義歯を診査し、使用している義歯の修理、または治療用義歯の製作を行います。すぐにIODを勧めるのではなく、総義歯での機能回復がどの程度図れるかを調べます。そのなかで、その患者さんにとって総義歯が適しているのか、IODが必要かを判断します。

治療用義歯の段階で、吸着の得やすい義歯形態や人工歯排列を確認し、可能なかぎり"動きの少ない義歯"を製作します。いずれIODに移行した場合にも、このときの義歯形態は動きが少なく、インプラントに外傷力を与えないIOD製作の指標となります。

第1章　グローバルスタンダード 2-Implant Overdenture

2-IODの臨床ステップ

| 無歯顎難症例への下顎2-IOD | 患者：80歳、女性。上下顎総義歯を装着
主訴：下顎顎堤が痛くて嚙めない。数年来、通常のご飯が食べられず、お粥にしていた |

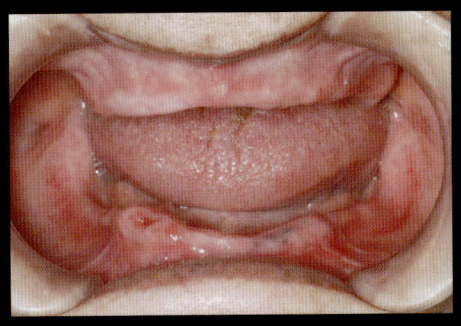

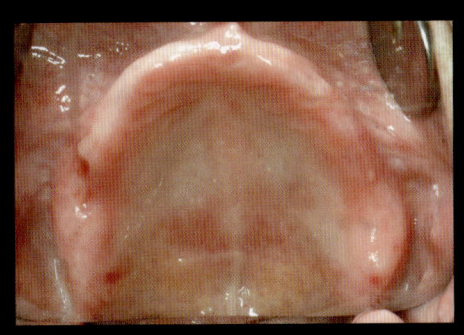

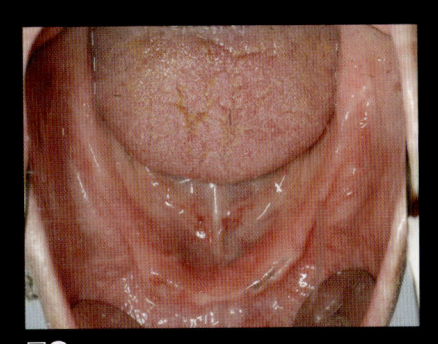

図❹ a

図❹ b

図❹ c

図❹ a～c　初診時の口腔内

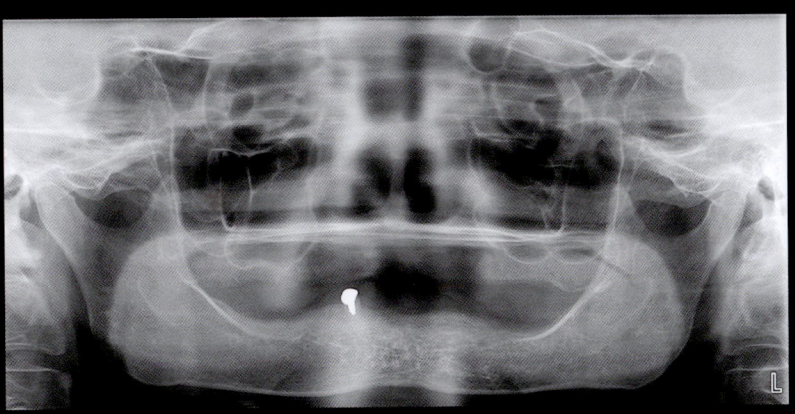

図❺　初診時のパノラマX線写真。残根を認めるが、後に抜歯となる。下顎臼歯部の顎骨は、下歯槽管近くまで吸収している。顎関節の異常な吸収変形はない

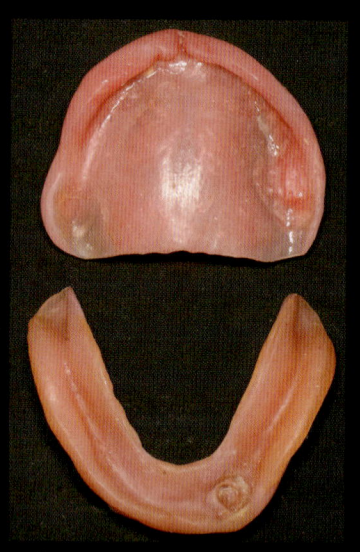

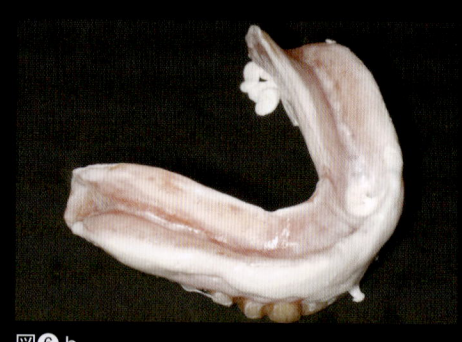

図❻a　　　　　　　　　　図❻b
図❻ab　使用していた義歯。今まで下顎顎堤の痛みのため、義歯修理（弾性裏装材）やティッシュコンディショニングなどを繰り返していたとのこと。適合試験ではよく適合しているようにみえる

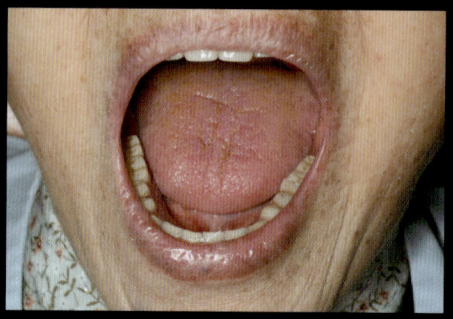

図❼　使用していた義歯を装着した状態。口腔内で安定しており、開口しても浮き上がらない。下顎位も異常はなく、タッピングも安定している。しかし、下顎の顎堤粘膜は非常に敏感で、義歯による痛みのため頻繁に来院する

2-IODの臨床ステップ

2) 治療方針決定（総義歯かIODか）

● OHIP-14 日本語版によるQOLの診査

術前にOHIP（Oral Health Impact Profile；口腔関連QOL評価指標）などのQOLの診査を行うと、義歯の不具合の程度が評価しやすくなります。QOLが低下している患者さんほど、IODの効果が高いと予測できます。反対に「義歯が合わないので新しく作ってほしい」という患者さんの訴えがあっても、日常生活のなかではさほど不自由していない場合もあります。そのようなQOLが低下していない場合、IODを製作しても外科的、経済的負担から、思ったほど満足が得られないことも考えられます。そういった場合には、使用している義歯を修理、または治療用義歯を製作し、十分な経過観察を行った後に総義歯かIODかを判断します（図8）。

また、総義歯でどの程度噛むことができているのか、客観的な指標があると患者さんにもわかりやすく、その後の治療もスムーズにいきます。そのような咀嚼機能の診査として、咬合力などを計測するデンタルプレスケールなどがあります（図9）。

そして、患者さん（及び家族）にIODの利点・欠点を説明します。十分なコミュニケーションを図ったうえで治療方針を決定します。

更に、IOD治療は外科処置を伴いますので、全身疾患の有無や服用薬剤について問診します（図10）。

治療方針決定（総義歯かIODか）

過去1年間に歯や口または義歯の不調のために、以下のことを経験しましたか？
①全くない
②ほとんどない
③ときどきある
④よくある
⑤非常によくある

#	質問	回答
1	歯や口または義歯の不調のために、会話をする（発音する）のに困ったことがありますか？	12345
2	味覚が低下したと感じたことがありますか？	12345
3	口の中に痛みを感じたことがありますか？	12345
4	歯や口または義歯の不調のために、食べることに不自由を感じたことがありますか？	12345
5	歯や口または義歯の不調のために、他人の目を気にしたことがありますか？	12345
6	歯や口または義歯の不調のために、ストレスを感じたことがありますか？	12345
7	歯や口または義歯の不調のために、食事が満足にできなかったことがありますか？	12345
8	歯や口または義歯の不調のために、食事を中断しなければならなかったことがありますか？	12345
9	歯や口または義歯の不調のために、リラックスしにくかったことがありますか？	12345
10	歯や口または義歯の不調のために、恥ずかしい思いをしたことがありますか？	12345
11	歯や口または義歯の不調のために、他人に対して短気になったことがありますか？	12345
12	歯や口または義歯の不調のために、いつもこなしている仕事に支障を来したことがありますか？	12345
13	歯や口または義歯の不調のために、日常生活が思うようにいかないと感じたことがありますか？	12345
14	歯や口または義歯の不調のために、何もかも手につかなかったことがありますか？	12345

図❽ OHIP-14 日本語版（p.136参照）。QOLの診査のため問診を行うと、患者さんの主訴のとおり、義歯による日常生活での障害が推測できる。IOD治療を予定する場合、総義歯では不満があるのか、それがQOLを低下させているのかを、客観的に診査する必要がある

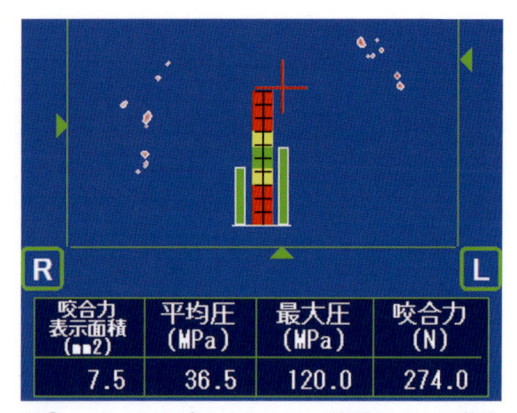

図❾ デンタルプレスケール。使用していた義歯の状態で、咬合力をデンタルプレスケール（50H、Rタイプ）にて測定。健常有歯顎者（平均年齢22.7歳）の女性の平均値824Nに比べると1/3以下であるが、無歯顎者では標準的な咬合力の値である。義歯床の耐圧面積を増やしても、痛みは改善しないと推測できる

3）CT撮影

●診断用ステント製作

CTを撮影するに先立ち、埋入位置を診断するためにステントを製作します。X線造影剤入り人工歯（SR Vivo TAC/Ivoclar Vivadent社製）を使用すると、人工歯の排列位置や歯軸方向がわかりやすくなります（**図11**）。インプラント埋入のシミュレーションを行う際、埋入位置ばかりでなく、埋入の方向が重要になります。人工歯の排列位置がわかれば、どの位置、どの方向に埋入すべきかが明確になります。

● CT撮影

外科手術での事故を防ぐために、CT撮影は必須です。コーンビームCTや医科用CTにて診断用ステントを装着した状態で撮影します。更にコンピュータ上で埋入シミュレーションを行い、インプラント埋入位置、方向、長さ、直径の決定を行います（**図12**）。

顎骨が吸収すると、前歯部では後方に傾斜した形態になりやすくなります。外科主導で考えて顎骨の中央に埋入すると、アタッチメントが可動粘膜部に位置することがあり、注意が必要です。また、前歯人工歯の歯軸方向に埋入すると、舌側へのパーフォレーションのリスクが高まります。そ

図❿ 全身疾患・服用薬剤の把握。健康診断や人間ドックのデータをもっている患者さんは多い。外科処置の可否を判断するが、この患者さんの場合、高齢であるにもかかわらず、健康であることがわかる

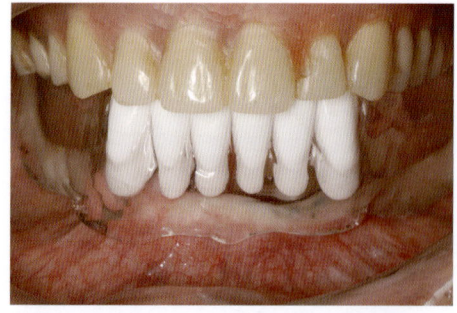

図⓫ 診断用ステントの製作。CT撮影に先立ち、造影性のある人工歯を前歯部に排列したステントを製作する

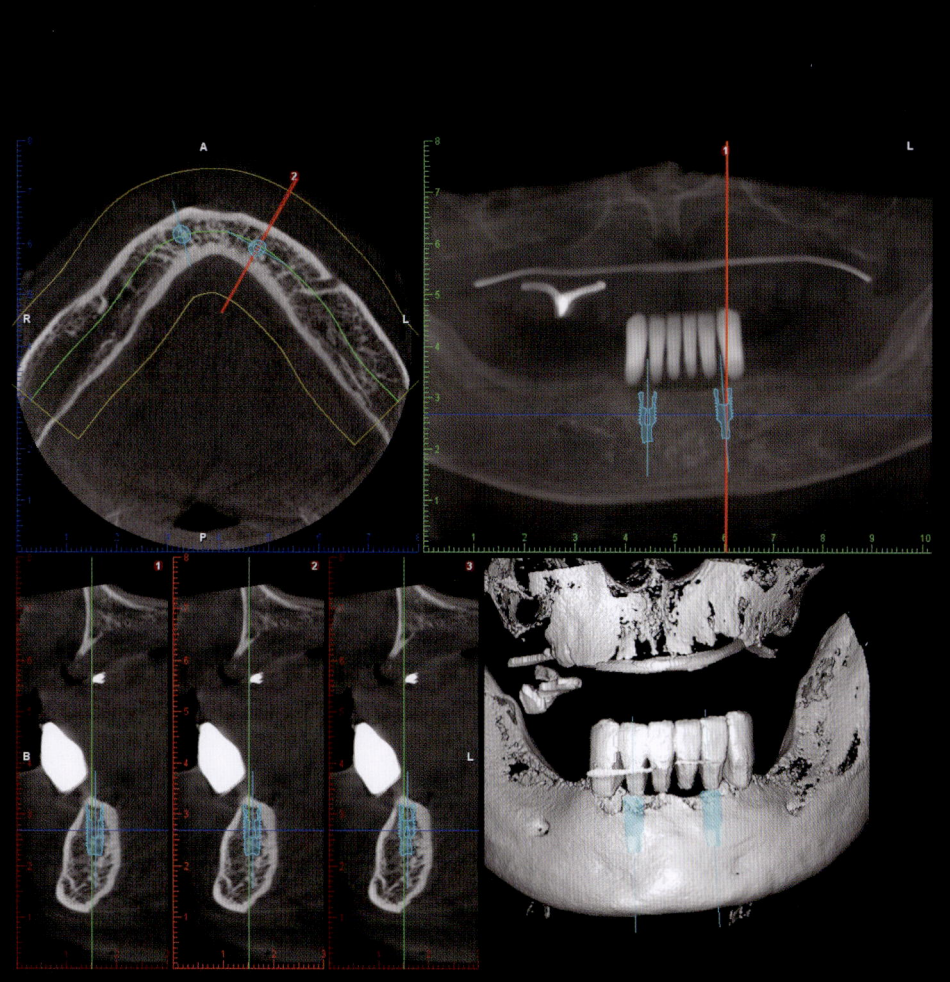

図⓬　コーンビームCT撮影。側切歯–犬歯間を目安に、左右対称にインプラントを埋入することを計画する。インプラント体は直径3.8mm、長さ10mm程度が標準

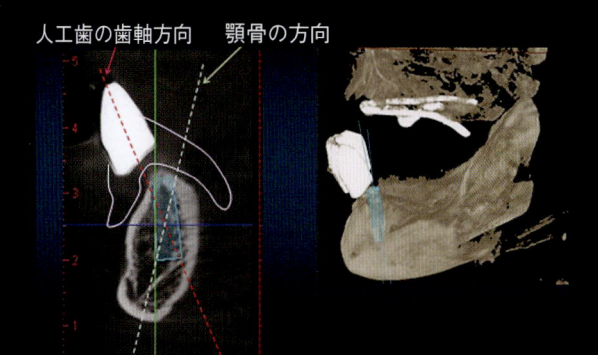

図⓭　埋入方向。顎骨が吸収すると、前歯部では舌側に傾斜した形態となる。顎骨の吸収した症例では、排列した前歯人工歯の歯軸方向と顎骨の方向が異なることが多い

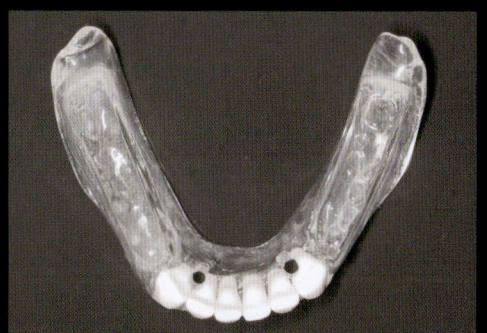

図⓮　サージカルガイドの製作。アタッチメントが可動粘膜に位置しないよう、CT画像と合わせて埋入位置と方向を決定する。本症例では診断用ステントを利用し、サージカルガイドとしている

の間で、アタッチメントの補綴スペースが確実に確保できる位置にします（図13）。

●サージカルガイド製作

CTのデータを基にインプラント手術用サージカルガイドを製作します（図14）。

4）インプラント手術

●インプラント埋入一次手術（2回法）（図15）

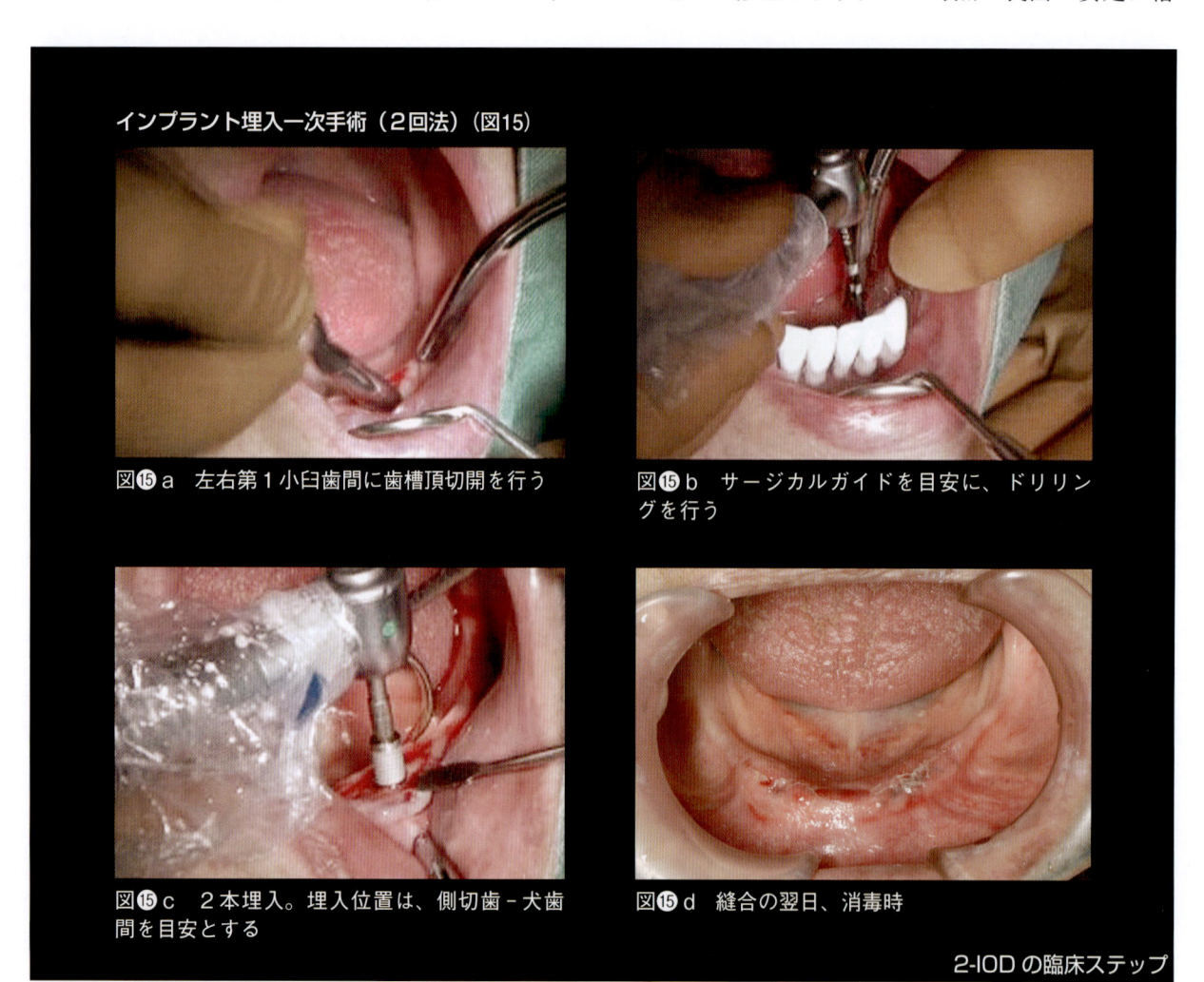

術前の準備として、埋入部位に相当する義歯床を十分にリリーフし、ティッシュコンディショナーにて裏装しておきます。

切開は、歯槽頂切開を左右の第1小臼歯間に行います。サージカルガイドを用い、舌側にパーフォレーションしないよう注意しながら埋入します。下顎骨の舌側には舌下動脈やオトガイ下動脈が走行しています。外科処置の際、舌側へパーフォレーションして動脈を損傷すると、患者さんの生命を危ぶむ重大な医療事故となる危険性があるので、最も慎重な対応が求められます。ガイドを使用してもドリリングバーは骨の軟らかいほうへぶれる心配もあります。骨形態を目で見て、指で触れて、確認しながらドリリングを行います。埋入位置は、側切歯-犬歯の間を目安に、正中から均等な位置に2本インプラントを埋入します。

剥離弁を戻し、縫合後、あらかじめティッシュコンディショナーで裏装した義歯を装着します（図16）。

●インプラント二次手術（図17、18）

下顎IODでは、1回法（即時荷重）でも信頼性がありますが、2回法のほうがより確実です。

約2〜3ヵ月の治癒期間経過後、二次手術を行います。ヒーリングアバットメントを装着したら、それに合わせ、再度ティッシュコンディショナーを用いて修理します。この時点で義歯の安定は格

インプラント埋入一次手術（2回法）（図15）

図⑮a　左右第1小臼歯間に歯槽頂切開を行う

図⑮b　サージカルガイドを目安に、ドリリングを行う

図⑮c　2本埋入。埋入位置は、側切歯-犬歯間を目安とする

図⑮d　縫合の翌日、消毒時

2-IODの臨床ステップ

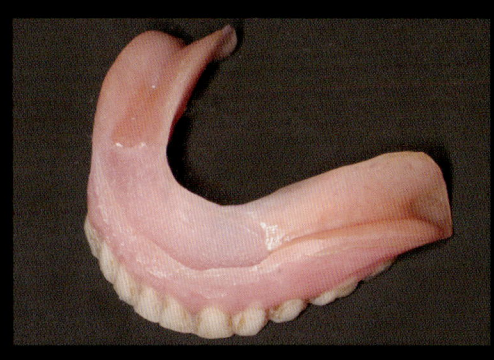

図⑯ 義歯の修理。インプラント埋入部位に咬合力が加わりにくいように、義歯床を十分にリリーフし、ティッシュコンディショナーを用いて修理する

ローディングの時期

ローディングプロトコールの検証（無歯顎）		
	上顎 IOD	下顎 IOD
通常荷重（2ヵ月～）	CWD	SCV
早期荷重（1週間～2ヵ月）	CD	CWD
即時荷重（1週間以内）	CID	CWD
即時埋入・即時荷重	CID	CID

評価 高↑／低↓
SCV：Scientifically and Clinically Validated
CWD：Clinically Well Documented
CD：Clinically Documented
CID：Clinically Insufficiently Documented

・SCV：科学的かつ臨床的に検証されている
・CWD：臨床的によく実証されている
・CD：臨床的に実証されている
・CID：臨床的に十分実証されていない

図⑰ a

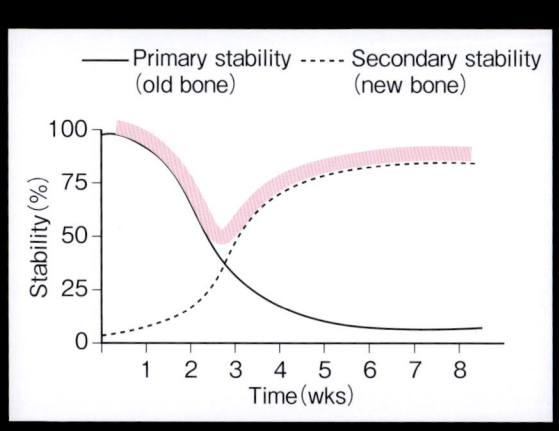

図⑰ b

図⑰ ab ローディングまでの期間。下顎の IOD では即時荷重でも信頼性が高い（a：Gallucci GO, Morton D, Weber HP: Loading protocols for dental implants in edentulous patients. Int J Oral Maxillofac Implants, 24: 132-146, 2009. より引用改変）。しかし、既存骨による安定から新生骨による安定に移行する時期があり（b：Raghavendra S, Wood MC, Taylor TD: Early wound healing around endosseous implants: a review of the literature. Int J Oral Maxillofac Implants, 20(3): 425-431, 2005. より引用改変）、荷重はその後が安全

下顎2-IOD のローディングの時期

・患者さんが待つことができれば →2～3ヵ月
・待てなければ →4週間
・全く待てなければ →即時荷重

図⑰ c

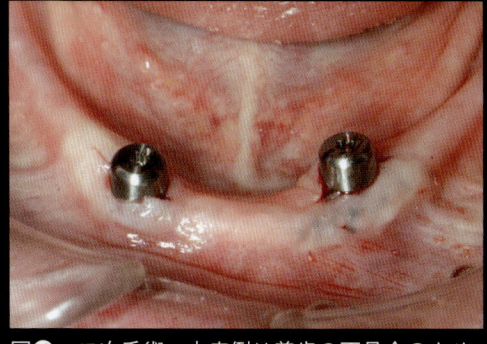

図⑱ 二次手術。本症例は義歯の不具合のため、新生骨の安定が見込める1ヵ月後に二次手術を行った。ヒーリングアバットメントを装着し、義歯を修理する

アタッチメント製作（図19、20）

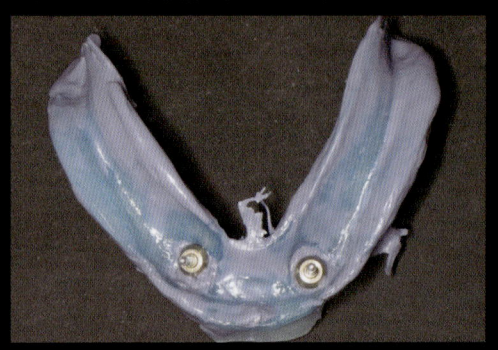

図⑲a　アタッチメント印象。2-IODの代表的なアタッチメントには、ボール、バー、マグネットがある

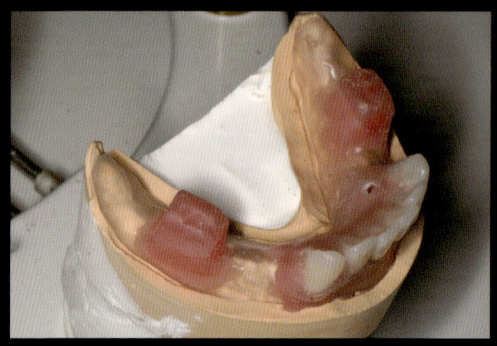

図⑲b　バーの製作時には、印象採得とともに必ず咬合採得を行い、対合歯との距離、並びに人工歯排列を行ったうえで、補綴スペースを確認し、製作する

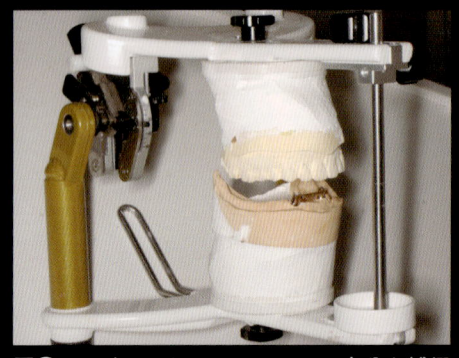

図⑲c　バーアタッチメントは、十分な補綴スペースが必要となる

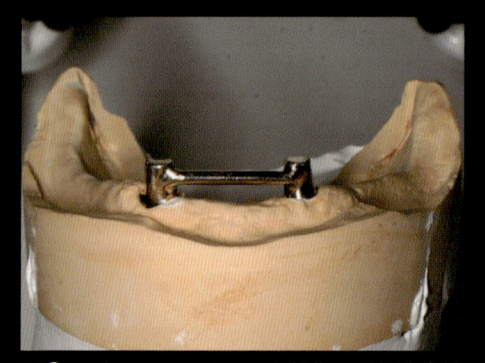

図⑳　バーアタッチメント製作。回転許容性のあるラウンドタイプのバー（ニューCMバー／大信貿易）を使用している。近年では純チタンをCAD/CAMで加工し、製作することもできる

2-IODの臨床ステップ

段によくなります。下顎義歯の安定に伴い、下顎位も安定してきます。この時期に十分に咬合の確認を行い、必要に応じ、咬合調整を行います。

5）アタッチメント製作（図19、20）

2-IODの場合、典型的なアタッチメントは、ボール、バー、マグネットで、ボールかバーが効果的です。2本のインプラントが平行に埋入できている場合は、ボールアタッチメントが技工作業の必要性がなく、操作しやすいです。平行性が悪い場合や水平的な安定を求める場合は、印象採得後、バーアタッチメントを製作します。バーは、他のアタッチメントに比べ補綴スペースを要し、バー直下粘膜の増殖など問題点もありますが、長期にわたり、強い維持力があります。

いずれのアタッチメントでも、2-IODでは、インプラントに側方力が加わりにくいように、回転許容性（後述、p.34）を付与することが重要です。

6）BPSを用いたIOD義歯製作（図21〜25）

義歯の外形は、基本的には総義歯に準じますが、辺縁封鎖の必要性が異なるため、総義歯とIODの辺縁形態には若干の違いを付与する必要があると考えています。総義歯装着者にインプラントを埋入し、IODにすることで、義歯の動きが少なくなり、咀嚼能力が高まります。それに伴い、舌

IOD義歯製作（図21〜25）

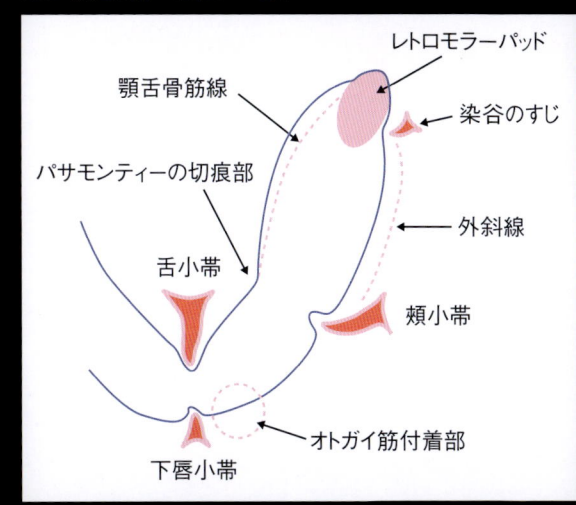

図㉑ 各個トレーの外形線。機能運動で粘膜の動きを邪魔せずに、動きの少ない義歯を製作するために最も重要なステップは、適切な各個トレーの外形線といえる

（ラベル：レトロモラーパッド、顎舌骨筋線、染谷のすじ、パサモンティーの切痕部、外斜線、舌小帯、頬小帯、オトガイ筋付着部、下唇小帯）

閉口機能印象法（図22a〜k）

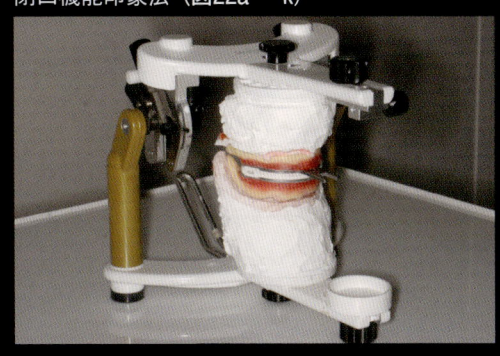

図㉒a 本症例では、BPS（Biofunctional Prosthetic System）を用いてIODの義歯を製作している。まず咬合床を製作

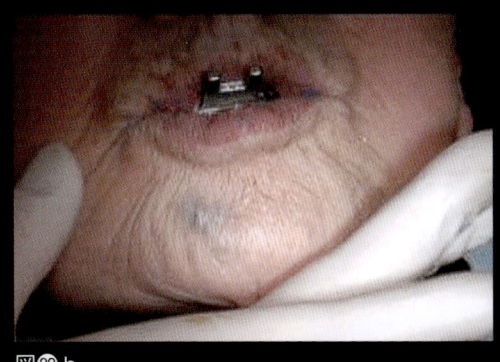

図㉒b 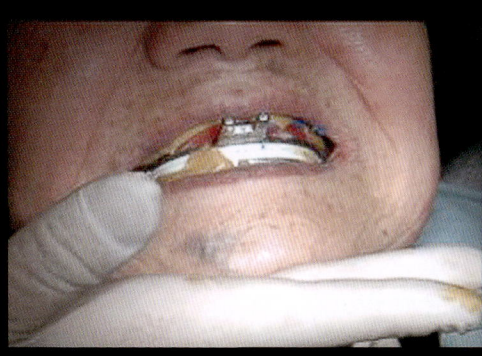　図㉒c

図㉒bc 機能運動時に義歯が動かされないような義歯床縁形態とするため、閉口位を中心とした機能運動を行っている。患者に「ウーイー」、「ウーイー」と口唇を動かしてもらい

2-IODの臨床ステップ

や頬粘膜の動きも活発になることがよくあります。粘膜の機能的な動きを邪魔する床縁形態では、機能運動時に義歯がわずかに動き、インプラントに外傷力となる可能性があります。粘膜の動きを忠実に義歯床縁形態に再現するために、閉口位を中心とした機能印象法（以下、閉口機能印象法）を行うとより簡単で正確に採得できます。

●各個トレーの外形線

機能印象を採る際に重要なことは、正確な概形印象と各個トレーの外形線です。各個トレーが長

図㉒d　開口「アー」

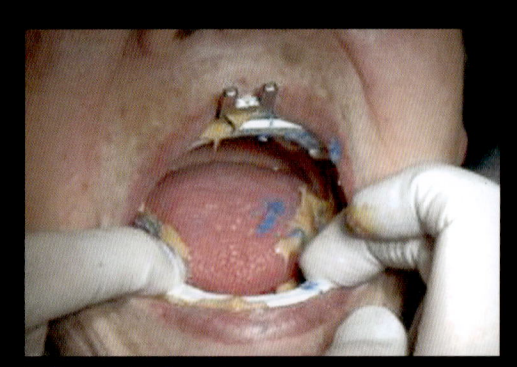

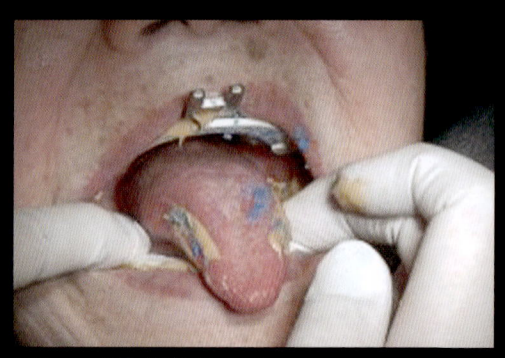

図㉒e　舌を前突「ベー」

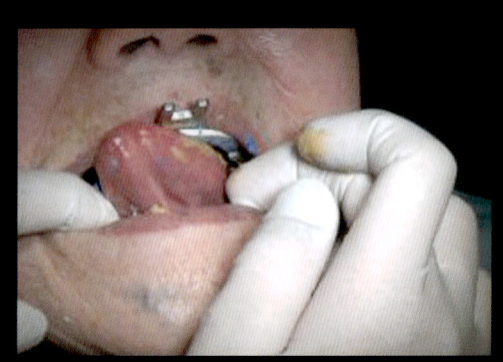

図㉒f　上口唇を舐めて（ペロペロ）

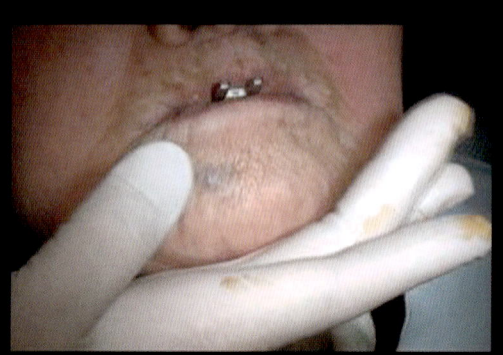

図㉒g　嚥下（ゴックン）という一連の動作を、総義歯の印象採得よりもオーバーアクションにて、数回行う

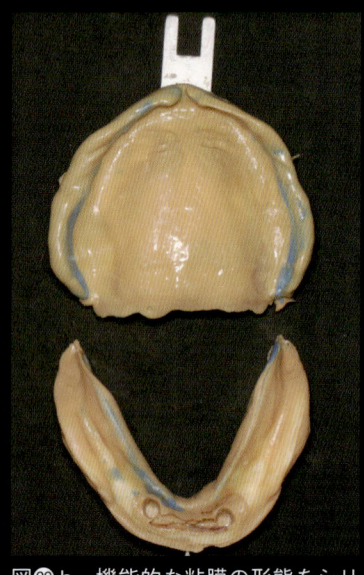

図㉒h　機能的な粘膜の形態をシリコーン印象する

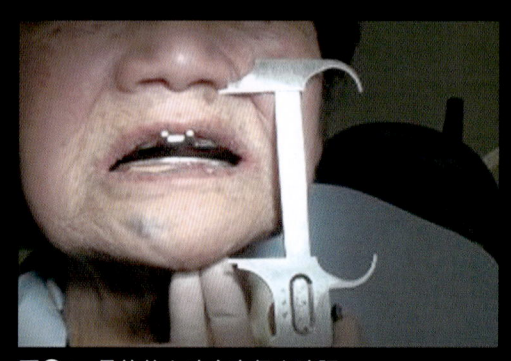

図㉒i　最終的な咬合高径を確認

2-IODの臨床ステップ

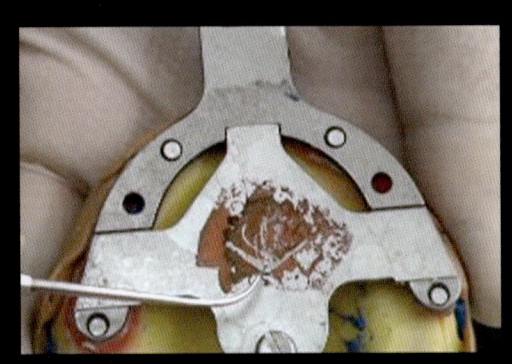

図㉒j　ゴシックアーチ描記法により、水平的な下顎位を決定

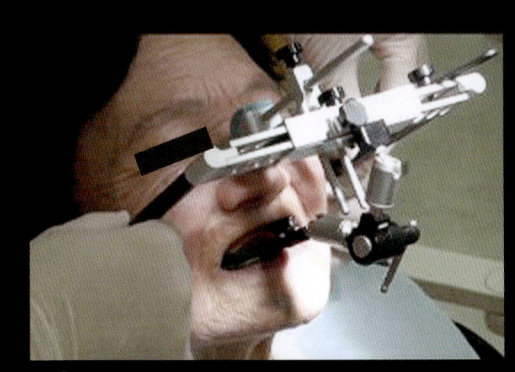

図㉒k　フェイスボウトランスファーを同日に採得

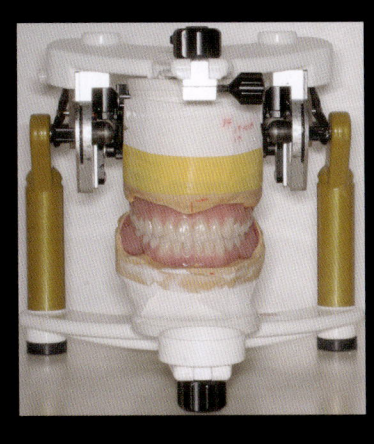

図㉓　人工歯排列。下顎側方運動時に作業側と平衡側の両方の接触があるように、両側性平衡咬合を付与する。ただし、前歯部の咬合接触は除く

2-IODの臨床ステップ

すぎたり短すぎたりしては、機能に調和した粘膜形態をシリコーンのコシで忠実に再現することはできません。

　下顎の各個トレーの後方部は、レトロモラーパッドを薄く覆うようにします。頬側床縁は外斜線まで伸ばさず、粘膜の弱い力をも邪魔しない位置に設定します。概形印象時にトレーの枠による変形の少ない印象を採得すると、その最下点が頬側のトレーの目安になります。舌小帯部は、舌を大きく動かしても邪魔しないよう十分に避ける位置とし、他の小帯も同様に避けます。レトロモラーパッド近心頬側に、"染谷のすじ"と呼ばれる付着が存在することがあります。わずかに牽引される場合もあるため、確認が困難でもトレーは避けておきます。

●義歯の閉口機能印象法

　機能印象法の一つにBPS（Biofunctional Prosthetic System：Ivoclar Vivadent社）という義歯製作システムがあります。咬合床付きの各個トレーを用い、主に閉口位にて患者さんに機能運動を行わせ、シリコーン印象を行います。シリコーン印象材が硬化する前に、患者さんの、「ウーイー、ウーイー、アー、舌の前突、上口唇を舐めて、嚥下」という一連の動作により、機能に調和した印象採得を行います。

　IODによる機能向上に伴う粘膜の動きの活性化を見込んで、総義歯の印象採得よりもオーバーアクションで患者さんに運動させ、印象が大きくならないよう採ることがポイントです。その結果、総義歯のコルベン形態をした床縁の印象と多少異なります。小帯部は排除され、辺縁封鎖は最少ですむため、よりシャープな床縁形態となります。このような粘膜の動きを忠実に再現するため、BPSはIODにおける義歯印象法として、より簡

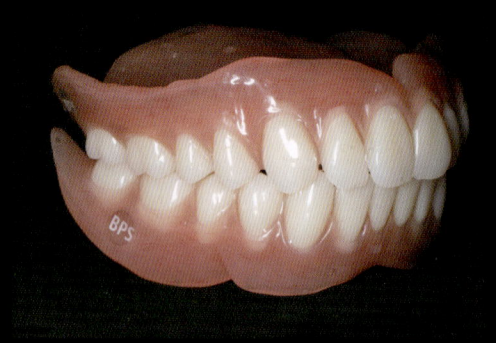

図㉔a　完成した義歯にFemale（維持装置）であるクリップは付けず、総義歯の状態で1〜2週間使用

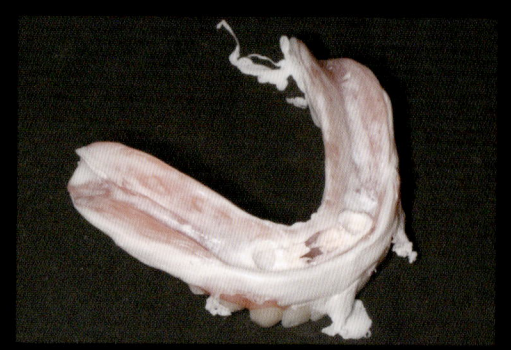

図㉔b　義歯が十分に沈み込むのを待つ

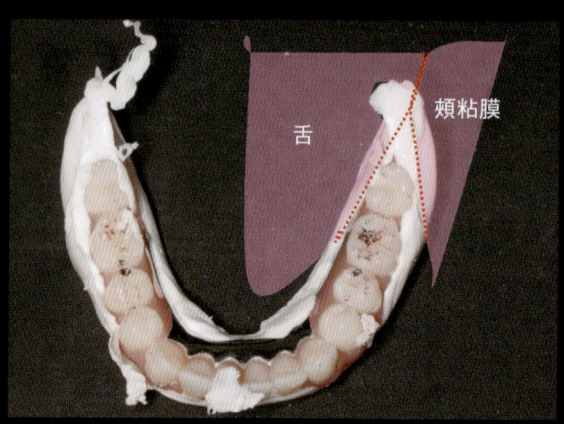

舌　頰粘膜

図㉔c　後方部の義歯床は、レトロモラーパッドまで覆い、その上で頰粘膜と舌が寄り添い封鎖する研磨面形態とする

図㉔a〜c　義歯完成（Female装着前にセトリング）

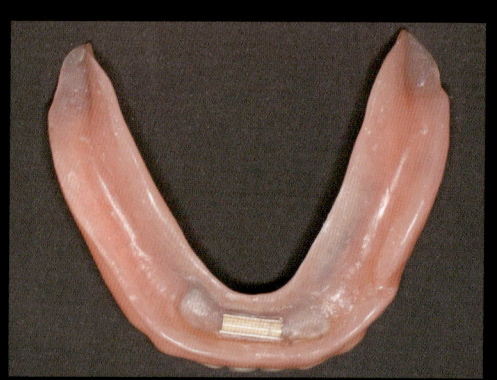

図㉕　Female装着（IOD完成）。クリップを義歯に装着する。術後、下顎顎堤の痛みは消失し、患者さんはよく噛め、通常の食事が摂れるまで改善した。OHIP-14での客観的評価も大幅に改善した

第1章 グローバルスタンダード 2-Implant Overdenture

術前・術後のQOLの比較		
1	歯や口または義歯の不調のために、会話をする（発音する）のに困ったことがありますか？	12345
2	味覚が低下したと感じたことがありますか？	12345
3	口の中に痛みを感じたことがありますか？	12345
4	歯や口または義歯の不調のために、食べることに不自由を感じたことがありますか？	12345
5	歯や口または義歯の不調のために、他人の目を気にしたことがありますか？	12345
6	歯や口または義歯の不調のために、ストレスを感じたことがありますか？	12345
7	歯や口または義歯の不調のために、食事が満足にできなかったことがありますか？	12345
8	歯や口または義歯の不調のために、食事を中断しなければならなかったことがありますか？	12345
9	歯や口または義歯の不調のために、リラックスしにくかったことがありますか？	12345
10	歯や口または義歯の不調のために、恥ずかしい思いをしたことがありますか？	12345
11	歯や口または義歯の不調のために、他人に対して短気になったことがありますか？	12345
12	歯や口または義歯の不調のために、いつもこなしている仕事に支障を来したことがありますか？	12345
13	歯や口または義歯の不調のために、日常生活が思うようにいかないと感じたことがありますか？	12345
14	歯や口または義歯の不調のために、何もかも手につかなかったことがありますか？	12345

OHIP14＝術前29→術後16

図㉖ 術後のQOL。客観的な評価として、術後にOHIP-14の問診を行う。患者さんのQOLが向上することは、患者満足度の向上に繋がる

便でかつ理にかなった方法です。

●咬合採得

義歯製作時には、口腔内にアタッチメントのMale（雄部であるバー）が装着されており、咬合床は安定し、咬合採得は容易になります。水平的な顎位の決定には、ゴシックアーチ描記法が目で見て客観的に評価できるので適しています。

●人工歯排列

IODの義歯に与える咬合は、両側性平衡咬合とします。咀嚼時（食物介在時）、義歯はわずかに動いて機能しており、片側性バランスとともに両側性バランスを得ると咀嚼しやすくなります。そのためには両側性平衡咬合を与えると、調整が容易になります。また前歯部は咬合させずに、咬合紙が抜けるように調整します。

人工歯は耐摩耗性の高いものを使用します。

●金属床による補強

IODでは、アタッチメントを義歯床に収めるスペースが必要となり、バーアタッチメントでは義歯床断面の多くが必要となる場合があります。義歯の強度不足により義歯の破折、破損を防ぐため、金属床による補強が必要となります。

●インプラントにも義歯にも負担が少ない2-IOD

2-IODのように維持中心のタイプでは、アタッチメントには回転許容性を与え（p.34）、インプラントに外傷力が加わらない配慮が必要です。義歯の沈下により回転が許容できなくなると、義歯床にも力が加わり、義歯床は破折します。インプラントが支持となるIODでは、徹底した金属床の補強が必須ですが、維持中心で支持となりにくいIODでは、義歯にひびが入っても、患者さんの生活に支障が出ない程度、つまり正中から2つに破折しないよう、正中を含む金属床の補強程度でも十分です。

●義歯装着後セトリング

義歯を装着後、粘膜の被圧変位により義歯床はわずかに沈下します。義歯完成後すぐにアタッチメントのFemale（義歯側に付く雌部）を装着せずに、維持装置なしの総義歯として使用します。義歯床が十分に沈み込み（セトリング）、安定し

メインテナンス（図27、28）

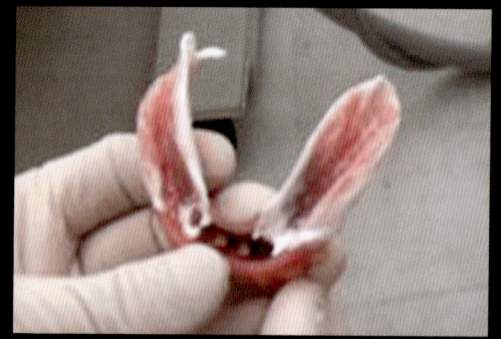

図㉗a　義歯の適合と咬合を確認する

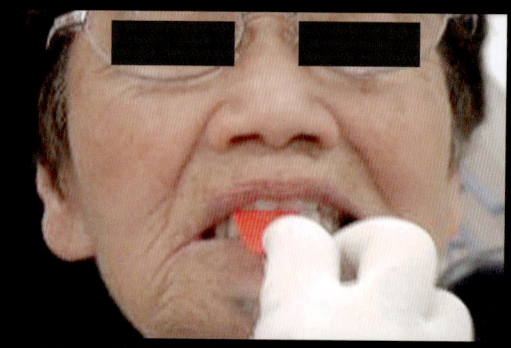

図㉗b　前噛みになっていないか、前歯部で咬合接触がないことを確認

図㉗ab　メインテナンス時の義歯の適合と咬合の確認

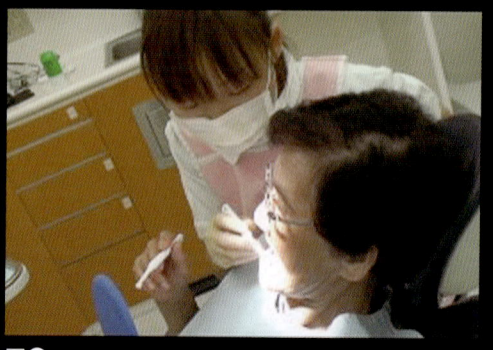

図㉘a

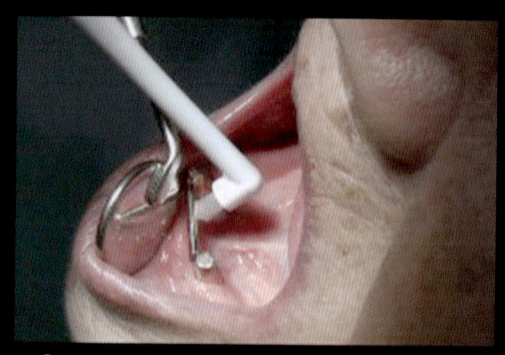

図㉘b

図㉘ab　歯科衛生士によるメインテナンス。定期的に歯科衛生士がアタッチメント周囲と義歯のプラークコントロールを行うことが重要

2-IODの臨床ステップ

た位置になるまで待ちます。その間には機能時の義歯の動きが最小となるよう調整します。

●アタッチメントのFemaleを義歯に装着

　セトリング後、再度咬合調整を行い、義歯床が沈み込んだ位置でFemale（バーアタッチメントの場合はクリップ）を義歯床に装着します。

●義歯調整

　義歯床の適合状態、咬合の確認を行い、調整します。安定した奥噛み習慣が達成できれば、下顎のIODだけでなく、上顎の総義歯は吸着し、安定します。

　IODにより、術者が意図した機能向上が図れたか否かを確認するため、術前に行ったOHIP-14や咀嚼機能検査を行います（図26）。

7）メインテナンス（図27、28）

　メインテナンスは、定期的な義歯の適合と咬合の確認を行います。前噛み傾向になると、上顎の総義歯が外れやすくなります。咬合紙を前歯部で咬ませ、引き抜き試験にて抵抗がなく抜けるか確認します。デンタルプレスケールなどで咬合力の変化や咬合のバランスを確認することも有効です。

　また、オーバーデンチャーの欠点は、アタッチメントを義歯床が覆うことで自浄性、清掃性が悪くなることです。そのため、歯科衛生士によるメインテナンスは必須です。3〜6ヵ月の期間で定期健診を行い、アタッチメント周囲と義歯のプラークコントロールを行います。

第2章

少ない本数のインプラントによる義歯治療ベースのIOD

1. 無歯顎患者における補綴治療
2. 下顎IODのインプラント埋入位置
3. 維持主体のIODか、支持主体のIODか
4. 2-IODにてインプラントが維持として働く三原則

1. 無歯顎患者における補綴治療

1）下顎の総義歯 vs IOD

　無歯顎患者における補綴治療のファーストチョイスは、下顎に2本のインプラントを埋入した2-IODというコンセンサスが海外で発表されています。インプラントの生存率で評価すると、多数のインプラントを埋入したボーンアンカードブリッジと、下顎に2本のインプラントを埋入したIODがほぼ同じくらい高い生存率です（**図1**）。また、総義歯をIODにすることにより高い患者満足度を示すことから、下顎の2-IODは信頼性の高い治療法といえます。埋入するインプラントの本数は、4本でも2本でも患者満足度には大きな違いはないため、2本でも十分と考えられています。下顎IODが総義歯より優れている点は、機能的（咀嚼、発音）、患者満足度、QOL（機能的、精神的な面でも）などがあります。総義歯をIODに変えることで、食生活が改善し、血清アルブミン、ヘモグロビン、ビタミンB_{12}が有意に向上したという研究もあり、健康にも寄与するともいえます。

　このような結果から判断すると、無歯顎患者において下顎の総義歯に代わりIODを選択することは信頼性の高い治療法と考えることができます。

2）上顎の総義歯 vs IOD

　上顎では、4〜6本をバーで連結したIODは、ボーンアンカードブリッジに比べ成功率が低い結果（**図2**）となっています。そもそもこの研究は、顎骨などの条件が悪いため、ボーンアンカードブリッジではなくIODにした症例を含みます。そのため単純に上顎のIODは生存率が低く、推奨できないということではありません。しかし、上顎におけるIODは非適応とはいえないまでも、慎重な対応が必要と考えられます。

　また、上顎の総義歯とIODにて患者満足度を比較すると、総義歯が劣るという結論はありません。つまり、顎堤がよく義歯に適応している患者では、わざわざ総義歯をIODに変える理由はないということです。上顎でIODを適応する症例は、嘔吐反射など義歯床後縁の短縮や、より強い義歯の安定を求める場合に限局します。

3）ボーンアンカードブリッジ vs IOD

　下顎無歯顎患者のインプラント補綴においては、固定式のボーンアンカードブリッジにするのか、可撤式義歯（IOD）にするのかの選択が必要です。患者さんの希望は、可撤式よりも固定式のボーンアンカードブリッジを好む傾向があります。固定式のほうが咀嚼能力などの機能回復に優れ、患者満足度も高いことは事実です。しかし、比較的高齢の患者にとって、可撤式義歯を経験することで、結果的に固定式ではなく可撤式のIODを選択することもあります。

　Feineらは、同じ患者さんで時期を変え、下顎のIODとボーンアンカードブリッジを交互に使用させました。その結果、ボーンアンカードブリッジのほうが機能面で優れるとの評価を得ています。しかし、最終的にどちらを装着するかの判断では、年齢が高くなると審美性や清掃性の面を理由に、IODを選択する人が増えたとの報告があります。

　つまり、高齢者では顎骨が既に吸収し、ボーンアンカードブリッジでは歯冠形態の回復はできても、歯肉部分（Substructure）の回復が複雑になる場合があります。義歯床のあるIODでは抜歯により失われた歯槽部の形態回復が容易で、リップサポートも容易に回復できます。それにより患者は顔貌を含めた審美的満足度を得ることができます。また、外して清掃できるという清潔感は可撤式のメリットです。

❖ポイント

　無歯顎者での下顎IODは、総義歯に比べ患者満足度が高く、臨床評価の高い方法。上顎は総義歯でも十分であることが多く、上顎IODの症例は限られる。

第2章 少ない本数のインプラントによる義歯治療ベースのIOD

下顎インプラントの生存率

固定性（ボーンアンカードブリッジ）

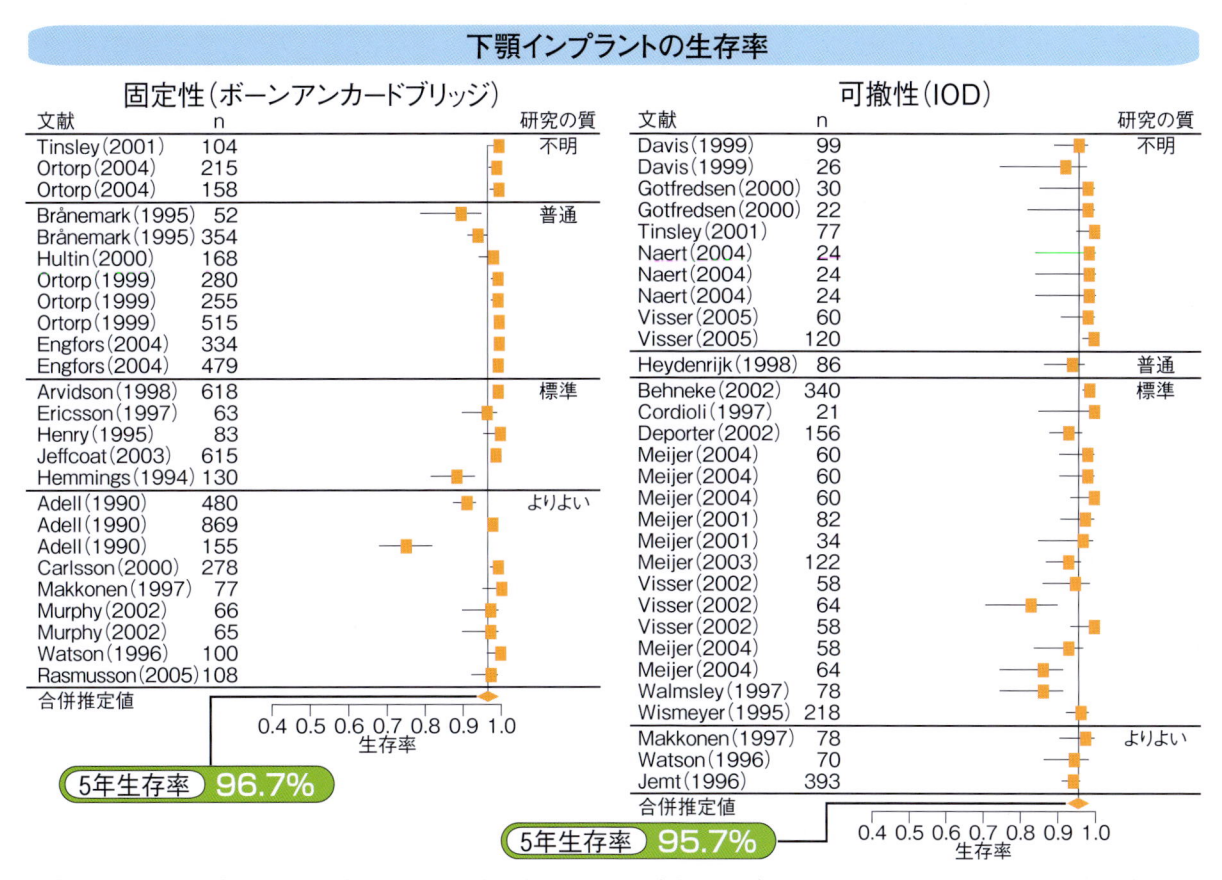

文献	n	研究の質
Tinsley（2001）	104	不明
Ortorp（2004）	215	
Ortorp（2004）	158	
Brånemark（1995）	52	普通
Brånemark（1995）	354	
Hultin（2000）	168	
Ortorp（1999）	280	
Ortorp（1999）	255	
Ortorp（1999）	515	
Engfors（2004）	334	
Engfors（2004）	479	
Arvidson（1998）	618	標準
Ericsson（1997）	63	
Henry（1995）	83	
Jeffcoat（2003）	615	
Hemmings（1994）	130	
Adell（1990）	480	よりよい
Adell（1990）	869	
Adell（1990）	155	
Carlsson（2000）	278	
Makkonen（1997）	77	
Murphy（2002）	66	
Murphy（2002）	65	
Watson（1996）	100	
Rasmusson（2005）	108	
合併推定値		

5年生存率 96.7％

可撤性（IOD）

文献	n	研究の質
Davis（1999）	99	不明
Davis（1999）	26	
Gotfredsen（2000）	30	
Gotfredsen（2000）	22	
Tinsley（2001）	77	
Naert（2004）	24	
Naert（2004）	24	
Naert（2004）	24	
Visser（2005）	60	
Visser（2005）	120	
Heydenrijk（1998）	86	普通
Behneke（2002）	340	標準
Cordioli（1997）	21	
Deporter（2002）	156	
Meijer（2004）	60	
Meijer（2004）	60	
Meijer（2004）	60	
Meijer（2001）	82	
Meijer（2001）	34	
Meijer（2003）	122	
Visser（2002）	58	
Visser（2002）	64	
Visser（2002）	58	
Meijer（2004）	58	
Meijer（2004）	64	
Walmsley（1997）	78	
Wismeyer（1995）	218	
Makkonen（1997）	78	よりよい
Watson（1996）	70	
Jemt（1996）	393	
合併推定値		

5年生存率 95.7％

図❶　下顎のインプラントの生存率。下顎無歯顎者において、多数インプラントを埋入してボーンアンカードブリッジにした場合と、2本のインプラントを埋入しIODとした場合で、インプラントの生存率には差が少ない。2-IODの信頼性がわかる（The State of the Science on Implant Dentistry. Academy of Osseointegration, 2006. より引用改変）

上顎インプラントの生存率

固定性（ボーンアンカードブリッジ）

文献	n	研究の質
Jemt（2002）	174	不明
Jemt（2002）	174	
Ortorp（2004）	153	
Ortorp（2004）	203	
Brånemark（1995）	56	普通
Brånemark（1995）	420	
Hultin（2000）	337	
Ivanoff（2000）	218	
Jemt（1995）	449	
Engfors（2004）	336	
Engfors（2004）	282	
DeBruyn（1999）	35	標準
Adell（1990）	524	よりよい
Adell（1990）	394	
Adell（1990）	229	
Carlsson（2000）	76	
Rasmusson（2005）	91	
合併推定値		

5年生存率 87.7％
95％信用区間　82.7〜92.7％

可撤性（IOD）

文献	n	研究の質
Jemt（1995）	142	普通
Jemt（1995）	127	
Smedberg（1999）	86	標準
Jemt（1996）	117	よりよい
合併推定値		

5年生存率 76.6％
95％信用区間　70.9〜82.3％

上顎のIODは一般に、最大で4〜6本のインプラントを連結し、回転を許さないバーデザインを用いたオーバーデンチャー

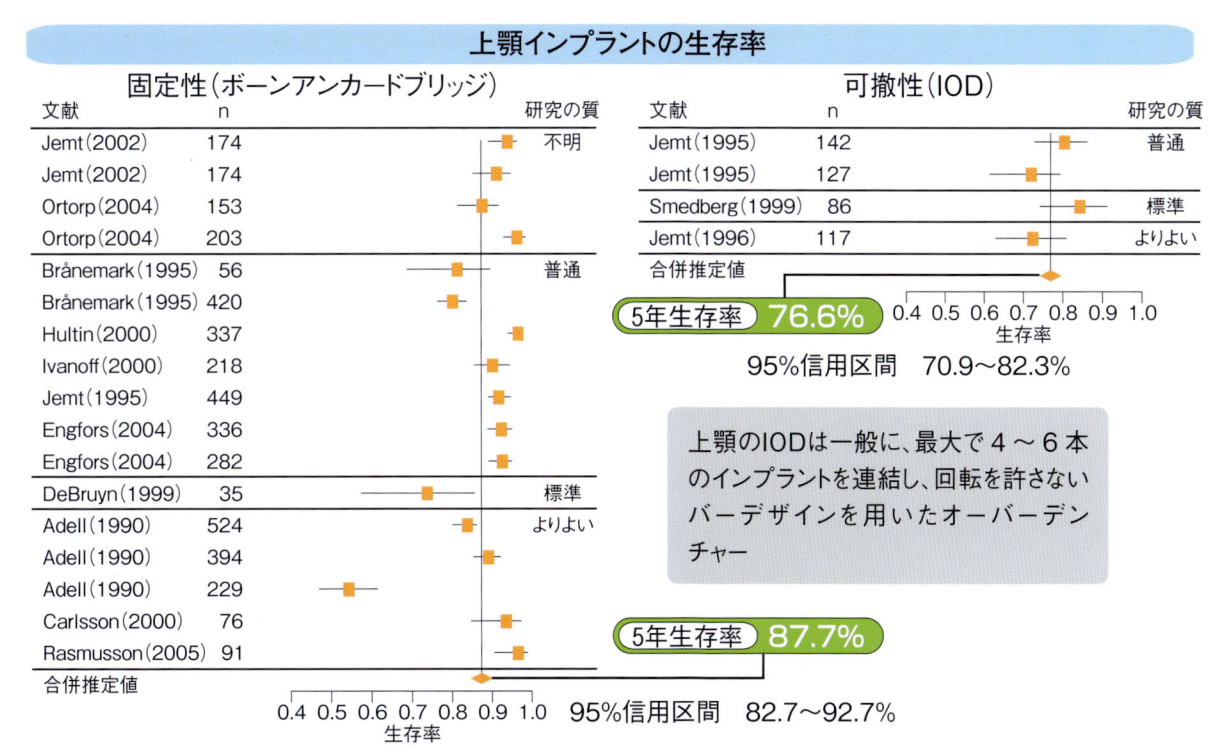

図❷　上顎のインプラントの生存率。下顎と異なり上顎IODのインプラント生存率はよくない。厳しい症例も含まれているため、単純な比較はできないが、臨床的には慎重な対応が望まれる（The State of the Science on Implant Dentistry. Academy of Osseointegration, 2006. より引用改変）

下顎における無歯顎補綴の臨床的ガイドライン
総義歯 vs インプラントオーバーデンチャー

		顎堤の状態			
		良	普通	悪	過度の吸収
		顎骨の高さの目安 28mm以上	21〜28mm以上	21mm未満	埋入不可
義歯に対する適応力	あり	総義歯	総義歯	総義歯/IOD	総義歯
	普通	総義歯	総義歯/IOD	IOD	総義歯
	低下	ボーンアンカードBr/IOD	IOD	IOD	総義歯

図❸

4）下顎無歯顎補綴の臨床的ガイドライン

　無歯顎患者において下顎の補綴におけるファーストチョイスが、2-IOD というコンセンサスがあります。しかし、臨床においては、総義歯でも十分に満足している患者さんがたくさんいることも事実です。

　インプラント手術ができない全身疾患の罹患や薬剤を服用している患者さんでは、IOD は適用できず総義歯での対応となります。ところが、そのような禁忌条件がなくとも、十分な顎堤があり、義歯に慣れている患者さんでは、私たち歯科医師が十分な技術をもっていれば、患者満足度の高い総義歯を製作することができます。

　そのように無歯顎者補綴の治療方針を立案するうえで、その患者さんにとって総義歯が適しているのか、それとも IOD が適しているのかを示す明確なガイドラインはありません。そこで「顎堤の状態」と「義歯に対する許容量（適応力）」から判断する臨床的なガイドラインを提示します（図3）。

　顎骨が吸収した症例では総義歯を IOD にすることで患者満足度が大きく上がりますが、顎骨が十分残っている症例では満足度の増加は相対的に小さくなります。機能面でも同様のことがいえます。つまり、顎骨の高さが十分ある症例では総義歯を IOD にしても、患者満足度や機能の向上はあっても、治療費や外科的侵襲のマイナス面を考慮すると、効果としては小さいといえます。

　治療方針の決定の際、顎堤が十分に残存しており、特に下顎においては義歯の吸着を妨げる因子（骨隆起、舌後退位など）がないこと、更に既に義歯を長期間装着し、適応している患者さんであれば、総義歯で対応できると判断します。使用している義歯を修理または治療用義歯を製作し、総義歯にて機能回復が可能なことを確認した後に、総義歯を製作します。

　ところが、下顎の顎堤が吸収している症例や、義歯に対し適応力が少ない症例では、総義歯で対応することが難しく、IOD にすることで機能向上と高い患者満足度を得ることができます。

　日本補綴歯科学会編「歯の欠損の補綴歯科診療ガイドライン（2008年）」においても、下顎の 2-IOD について、「下顎顎堤が高度に吸収しているため従来の総義歯に満足が得られない患者において費用対効果について十分な理解が得られる場合には、IOD が推奨されてもよい」としています。

　顎堤吸収を X 線画像にて客観的に判断することも一つの目安となります。下顎骨の高さが21mm未満の症例においては、客観的な咀嚼能率において、総義歯より IOD のほうが有効であるという研究もあります。また、反対に過度に顎骨が吸収するとインプラントは埋入できないため、10〜20mm 程度が IOD に効果的な顎骨の高さとなります（図3）。

　患者さんの適応力は、過去の義歯使用歴や問診から判断します。ただし、義歯の不具合を訴えていても、日常生活では困っていない場合もあります。そのような口腔関連 QOL の評価に「OHIP-14 日本語版」（p.136）なども利用します。総義歯装着者で QOL が低下している患者は、IOD とすることで QOL が大幅に上昇し、患者満足度が得られます。QOL がもともと高い患者では、IOD にしても QOL の上昇が少なく、反対に外科的、経済的負担により、満足度もさほど得られないことがあります。術前に「OHIP-14 日本語版」で問

診を行い、QOL を把握することも必要です。

2. 下顎IODのインプラント埋入位置

1）埋入する本数は、2本？ 4本？ 1本？

下顎に2本のインプラントを埋入したIODは信頼性の高い方法です。埋入本数は4本でも2本でも、評価にあまり差がないことから、現在の下顎IODのスタンダードは2本といえます。また、バーで連結してもボールアタッチメントなど単独でも、患者満足度はほとんど差がありません。症例により、術式の簡単な単独を選ぶか、または埋入方向に平行性が得られない場合にはバーで連結する対応が必要です。

最近では下顎に1本のインプラントを埋入したIODの報告があり、結果も良好です。しかし、現時点では臨床評価が十分とはいえず、今後の研究が待たれます（図4）。

2）埋入する位置は？

●下顎に2本

下顎に2本のインプラントを埋入する場合、義歯の挙動を考慮すると、前歯部への埋入となります（p.33参照）。2本間の距離が離れているほど、義歯は安定しますが、少ない本数のインプラントには大きな側方力が加わります。また、2本間の距離が少なくなると、インプラントに加わる側方力は減少しますが、義歯の挙動は大きくなります（図4a）。

ボールアタッチメントを使用した場合、加わる側方力は、側切歯に比べ犬歯では急激に増加するという研究もあります。ちょうどよいのは側切歯、犬歯間を目安に左右対称に2本埋入することです。

また、アタッチメントにバーを使用する場合、距離が広すぎるとバーが舌房を邪魔することがあります。IODの研究が盛んなルーベン大学における2本の埋入位置に関するプロトコールでは、2本を結んだバーが顎堤上となる、できるだけ離れた位置に埋入するとあります。ボールなど単独のアタッチメントを使用予定であっても、インプラントが平行に埋入できずバーを使用することもあります。あらかじめ、どのようなアタッチメントでも対応できる位置に埋入することも必要です。側切歯、犬歯間を目安に2本埋入すると、バーアタッチメントを使用してもほとんどの症例において顎堤上にバーを設定することができます（図5）。

しかし、顎堤の形態により埋入位置を若干補正する必要があります。顎堤形態がV字型（尖形）、標準、U字型（方形）の形態に応じ、2本のインプラントを結ぶ直線が顎堤上を通る位置で増減します（図6）。

●下顎に4本

①オトガイ孔間に4本

大臼歯部の顎骨が吸収し、オトガイ孔間にしか埋入できない場合、4本を左右均等に位置するよう埋入します。通常、2本を予定するが、骨支持が弱く、インプラントサイズも短く、細い場合などで適用します。バーにより連結し、維持を求めることが多くなります（図4b）。

②大臼歯部を含む4本

左右対称に台形の形態をとると、義歯の挙動はほとんどなくなり、可撤式ブリッジに近くなります。インプラントには支持の役割を求めたImplant Supported Overdenture（p.32参照）となります。バーで連結するか単独でマグネットなどを使用することが多くなります（図4c）。

●下顎に1本

下顎正中部に1本インプラントを埋入し、維持を求めたIOD（図4d）です。

インプラントには維持の役割を求め、支持となりにくくします。また、動きの少ない義歯を製作することが重要であり、インプラント埋入時には外科的なリスク（p.81）に注意が必要です。

以上、いかなる本数においても、義歯の挙動を考えると左右対称の位置に埋入することが望ましいと考えられます。

下顎無歯顎者の埋入本数と位置

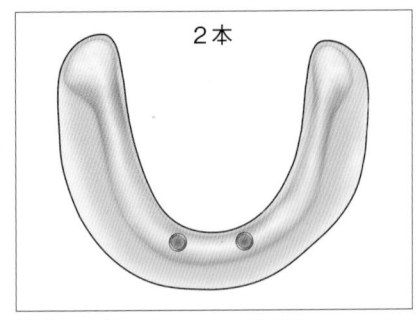

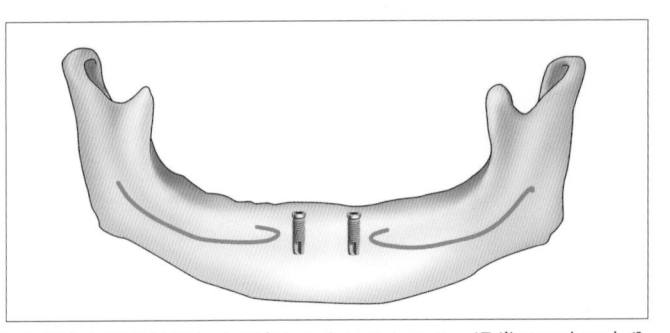

図❹a　前歯部に2本。前歯部に4本埋入した場合と結果はほとんど変わらないことから、通常は2本で十分

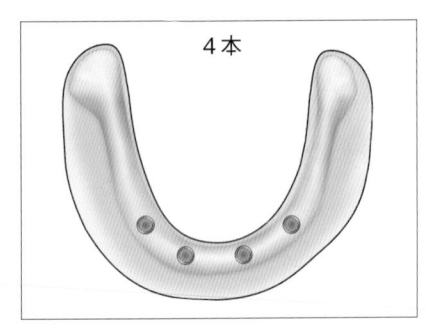

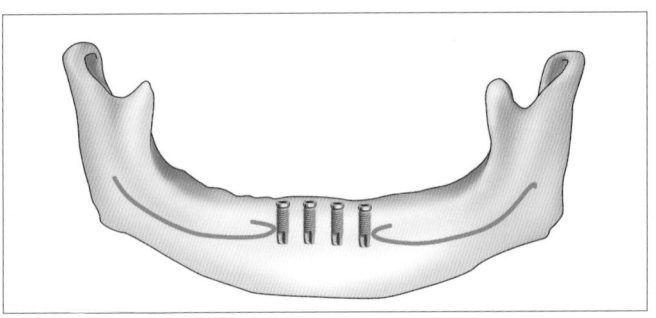

図❹b　前歯部に4本。骨支持が弱く、インプラントのサイズが短く、細い場合

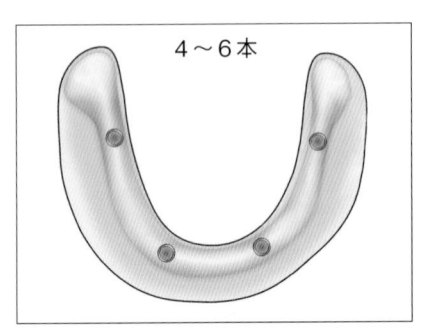

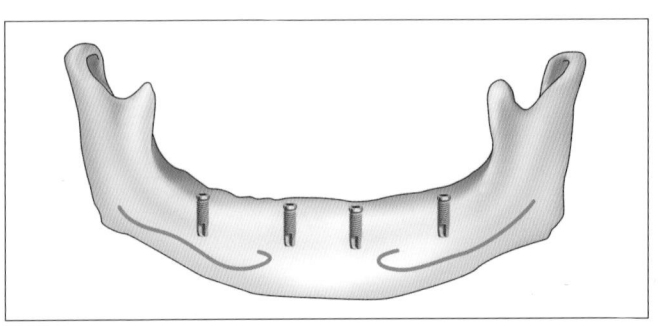

図❹c　大臼歯を含む4〜6本。インプラントで支持し、力学的には最も安定する。しかし、顎堤が吸収した症例では、大臼歯部には埋入できない

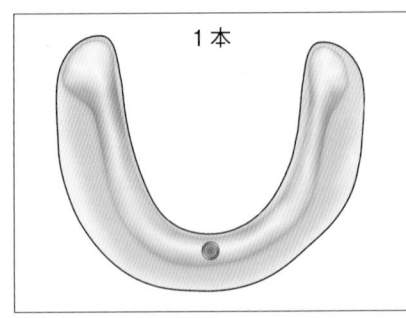

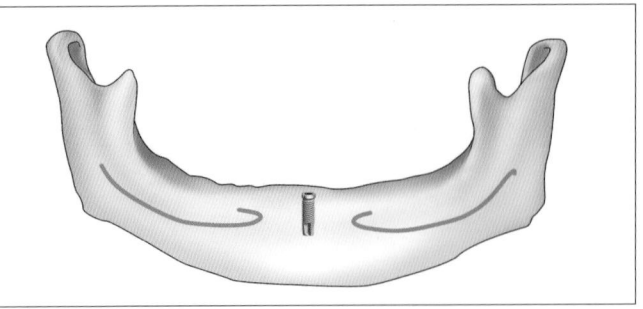

図❹d　正中に1本。動きの少ない義歯製作が重要。埋入時の外科的なリスクにも注意

第2章　少ない本数のインプラントによる義歯治療ベースのIOD

2-IODにおける埋入位置

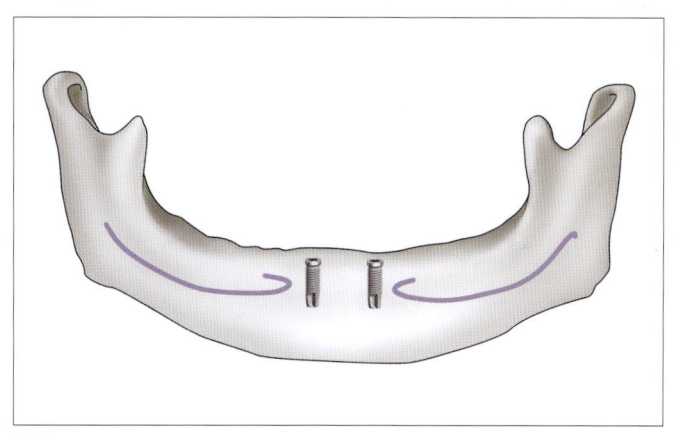

図❺ a

「2本の間が広すぎる」　「側切歯・犬歯間」　「2本の間が狭すぎる」

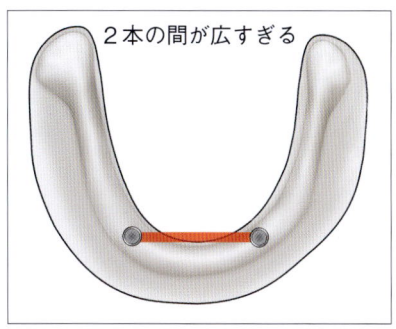

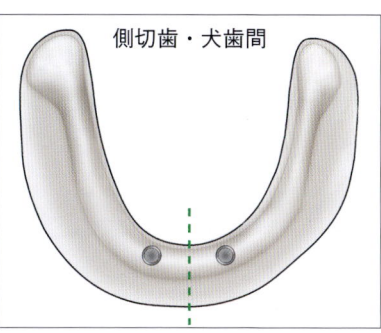

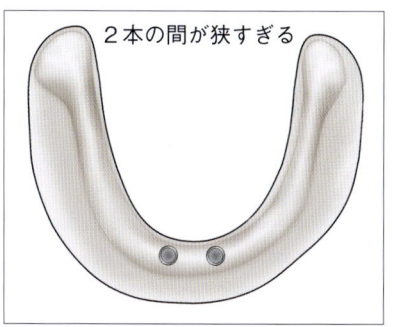

図❺ b　側切歯‒犬歯間へ埋入。2本の間が広くなると、インプラントには側方力が加わりやすくなり、かつ、バーで連結すると、舌房を干渉する。2本の間が狭くなると、義歯の安定が悪くなる。2-IODにおけるインプラントの埋入位置は、側切歯と犬歯の間を目安に、左右対称となる位置がよい

「V字型顎堤」　「標準顎堤」　「U字型顎堤」

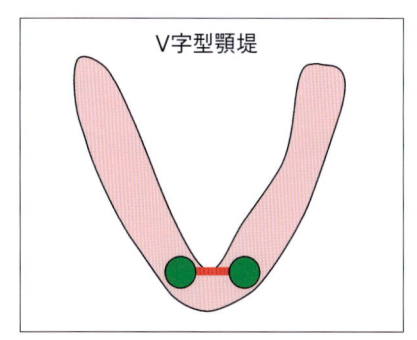

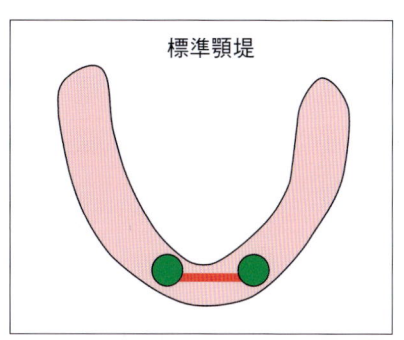

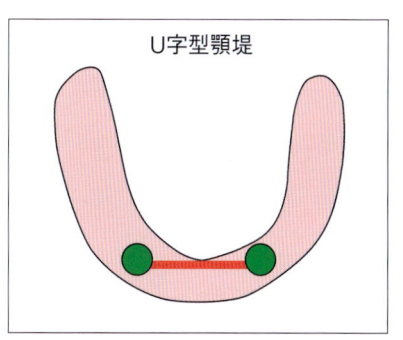

図❻　V字型顎堤、標準顎堤、U字型顎堤。顎堤形態の違いによる埋入位置の補正。標準顎堤では側切歯と犬歯の間に、左右対称に2本のインプラントを埋入する。V字型顎堤では、バーで連結すると舌小帯を干渉する恐れがある。そのような場合、バーが顎堤上に位置できるよう2本の埋入間隔を狭めるとよい。反対にU字型顎堤では、埋入間隔を広くすることができる

3）インプラントのサイズは？

●インプラントの長さ

近年は、IODに限らず埋入するインプラントの長さは短いタイプ（ショートインプラント）でも、信頼性が高まっています。反対に長いインプラントは、埋入窩形成時の注水が不十分で熱傷のリスクがあり、敬遠する傾向があります。現時点では10mm程度の長さが標準と考えられています。

●インプラントの直径

下顎IODにおいて機能時にも動きの少ない義歯を製作することで、床下にあるインプラントに外傷力は少なくなります。直径3.8mm程度が標準となりますが、ナロータイプのインプラントでも適用が可能です。

4）ミニインプラントは？

直径が1.8mm程度の細いタイプで、ボールなどのアタッチメントが一体化したミニインプラントがあります。下顎無歯顎者におけるIODのファーストチョイスは、2-IODです。しかし、通常のインプラント手術が行えない場合に、ミニインプラントが適応になります。適応症としては、顎骨が細いため通常の直径のインプラントが埋入できない無歯顎者や、患者がより少ない外科的侵襲を希望する場合となります。下顎に4本のミニインプラントを埋入することが前提であり、上顎へは非適応となります。

義歯の動きを考慮すると、下顎のオトガイ孔間に左右対称となるよう、かつ平行に4本のミニインプラントを埋入します。セルフタッピング式のため顎骨のドリリングがわずかで侵襲が少なく、アタッチメントがついた一体型のため、埋入した即時に荷重し、義歯の安定を図ることができます。

しかし、4本のうち遠心側のインプラントへは外傷力がかかりやすいため、機能時に義歯の動きが少なくなるような義歯床縁の設定や咬合付与が重要となります（付記、p.132）。

3. 維持主体のIODか、支持主体のIODか

1）維持主体のIOD：Implant Retained Overdenture

2-IODでは、2本のインプラントに強い側方力が加わることは望ましくありません。義歯を介してインプラントに咬合力が加わることはできるだけ避けたいものです。反対に義歯が外れようとするときに、インプラントは義歯が外れないよう抵抗することが必要です。つまり、インプラントの働きとして、支持ではなく、維持として働くことが理想です。

そのような役割の意味も含め、IODをImplant Retained Overdenture（インプラントで維持するオーバーデンチャー）と呼ぶことがあります。2-IODのように、少ない本数のインプラントで維持するIODでは、インプラントが主に維持の役割を果たし、義歯床が支持の役割を果たすことが重要です。

そのような役割分担により、インプラントに加わる外傷力も最少となり、義歯やアタッチメントの破損も少なくなります。

2）支持主体のIOD：Implant Supported Overdenture

一方、臼歯部を含む多数インプラントを埋入したIODや、インプラント支持パーシャルデンチャーでは、インプラントが支持としての役割が大きくなります。同時に維持の役割も併せもちます。そのようなIODをImplant Supported Overdenture（インプラントで支持するオーバーデンチャー）と呼びます。

維持するタイプに比べると、義歯の動きは機能時にほとんどなく、結果として、使用するアタッチメントも義歯の床縁形態や付与する咬合も変わってきます（図7）。

インプラントの役割は維持か？ 支持か？

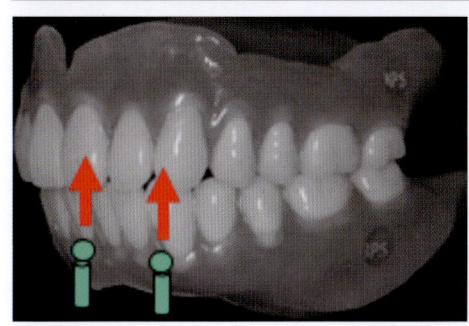

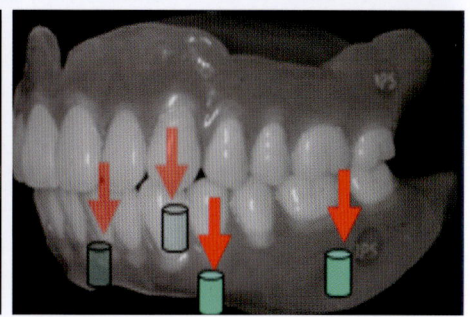

維持主体のIOD　　　　　　　　　　　支持主体のIOD

総義歯 vs IOD vs ボーンアンカードブリッジの特徴

	総義歯	2-IOD 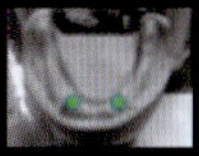	多数インプラントIOD 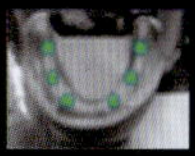	ボーンアンカードブリッジ
機能回復	★△×	★	★★	★★★
患者満足度	★△×	★	★★	★★★
経済性	★★★	★★	★	×
要介護状態での清掃性	★★★	★★	★★	×
修理の容易さ	★★★	★★	★★	×
インプラントの主な役割		維持	維持・支持	支持
機能時の義歯、上部構造の動き	動く	わずかに動く	ほとんど動かない	全く動かない
床縁形態や咬合の考え方	←義歯治療がベース→		←クラウンブリッジ治療がベース→	

図❼　下顎無歯顎者において少ない本数のインプラントを埋入したIODでは、インプラントに維持を求め、義歯治療をベースに床縁形態や咬合を決定する。一方、多数インプラントを埋入したIODでは、インプラントに支持を求め、製作する義歯は可撤式ブリッジに近い機能を示す。同じ下顎のIODでも、インプラントの埋入本数や位置で、義歯の挙動が変わってくるため、使用するアタッチメントや製作する義歯の考え方が全く異なってくる

4. 2-IODにてインプラントが維持として働く三原則

インプラントが維持主体となり、支持となりにくくするためには、2-IODにおける義歯の挙動を観察すると、以下の3つの原則が必要であることがわかります。

●原則1：前歯部へのインプラント埋入

臼歯部での支持を確立するためには、インプラントを臼歯部にのみ埋入し、支持とする考えもあります。しかしその場合、2本のインプラントでは過剰な力が加わり、かつインプラントを支点として義歯が回転し、動きが増します。IODの義歯を製作するうえで、2本のインプラントは支持となりにくい前歯部エリアに埋入することが前提となります。インプラントが支持となると、アタッチメントの破損や義歯の破折など、術後のトラブルの大きな原因となります（図8）。

インプラントが維持として働く三原則

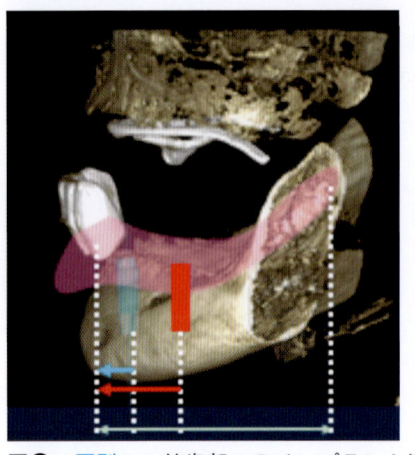

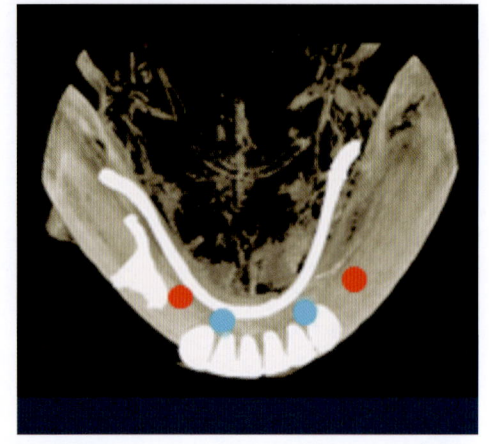

図❽　原則1：前歯部へのインプラント埋入。2-IODでは、2本のインプラントが支点となり、義歯は回転運動しやすくなる。小臼歯部への埋入（赤）より、前歯部への埋入（青）のほうが義歯の動きは少なくなり、結果として患者満足度が上がる

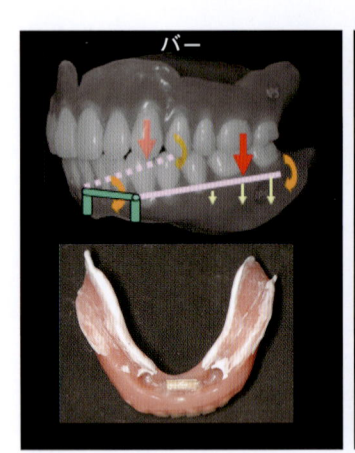

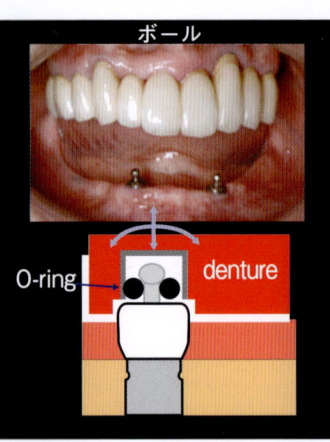

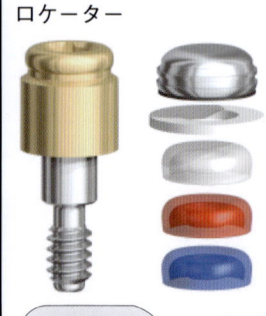

ロケーターアタッチメント。インプラントに接合するアバットメント（左）と、義歯に接合するナイロン製キャップとハウジング（右）からなる（ⓒ2011 Nobel Biocare）

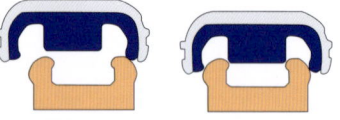

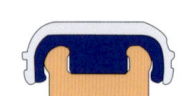

図❾　原則2：アタッチメントの回転許容性。2-IODでは、義歯は臼歯部顎堤に回転沈下する。アタッチメントに回転許容性がないと、インプラントに外傷となるか、義歯が破損する可能性がある。バーアタッチメントでは、ラウンドタイプのバーを使用し回転できるようにする。ボールやロケーターなどの既製品では、あらかじめ回転許容できるような弾性材料やスペースを設けている

●原則2：アタッチメントに回転許容性をもたせる

ボールアタッチメントでは、Maleであるボールと FemaleであるO-ringの間に、わずかな隙間があります。また、バーアタッチメントも円形断面のバーとクリップが回転を許容します。このように2-IODでは、アタッチメントに回転許容性を付与することが必要です。義歯が臼歯部にわずかに沈下しても回転を許容できるため、インプラントに負荷がかかりにくくなります。また、前歯部のインプラントが支持とならずに臼歯部の顎堤が支持となるため、前噛みとなりにくく、安定した奥噛み習慣を得やすくなります（図9）。

もし、回転許容性がないと、前歯部の2本のインプラントに大きな側方力が加わり、インプラントに外傷となるか、または義歯が破損します（図10）。

●原則3：動きの少ない義歯を製作

IODの義歯製作においては、インプラントの維持力がなくてもある程度義歯が吸着し、動きの少ない義歯を製作することを目標とします。

義歯床縁は、周囲粘膜の動きと調和し、機能時に動きの少ない義歯を製作します。またIODに

回転許容性を失ったIODの破折例

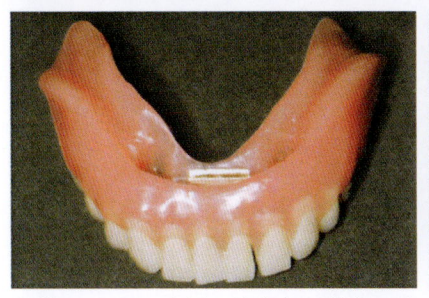

図⑩a　2-IOD症例。前歯部で義歯は破折し、クラックが入ってしまった。バーアタッチメントを装着している

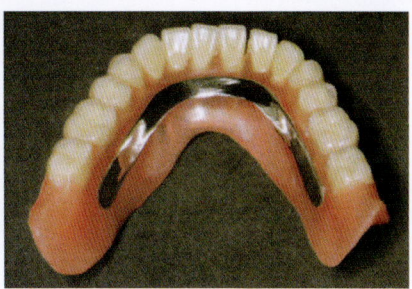

図⑩b　義歯の破折線。金属床のフレームがあるので、義歯は分離していないが、バーの上で破折した

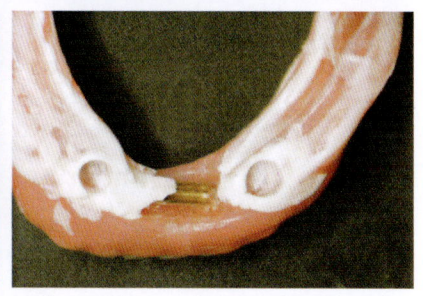

図⑩c　破折した義歯の適合試験。バーアタッチメントの周囲は、義歯を十分にリリーフする必要がある。フィットチェッカーで適合を調べると、経年的に義歯が沈下し、リリーフしたはずの内面が当たっている

よる機能向上により、周囲粘膜の動きも活発になることが期待できます。長すぎる床縁形態とならないよう、閉口位を中心として十分な機能運動を行わせる必要があります。IODの義歯印象法は、閉口機能印象法が適しています（図11）。

咬合の管理では、両側大臼歯部の奥噛みを常に確立させることが大切です。総義歯装着者における前噛み習慣は、上顎総義歯が離脱する力として働き、上顎義歯の維持が得られません。上下顎ともに義歯が長期的に吸着し高い機能を維持するためには、常に安定した臼歯部の咀嚼習慣を保つことが必要です。奥でよく噛めるために、まず咀嚼時に作業側にて片側性バランスが得やすい人工歯排列を行います。そして、作業側で食物を噛み砕こうとするときに、平衡側の上下人工歯が接触する両側性バランスがあると、更に臼歯部で噛みやすくなります。両側性バランスを得やすくするために、両側性平衡咬合を付与します。

その結果、義歯の動きが少なくなる、よく噛める咬合となります（p.98参照）。

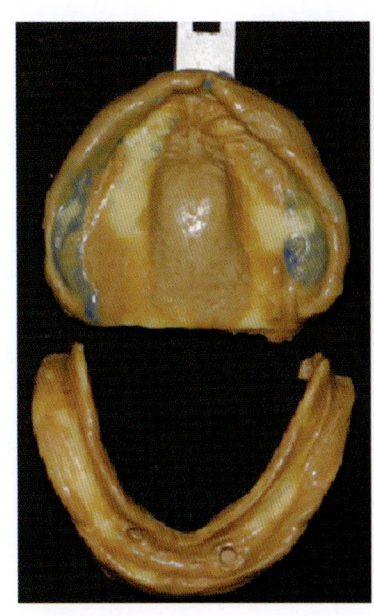

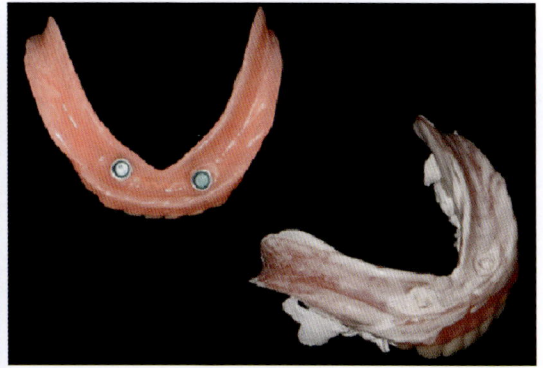

図⑪　原則3：動きの少ない義歯製作。総義歯をIODにすることで、機能の向上があり、義歯周囲粘膜の動きが活発になる。長すぎる床縁は義歯を揺すり、インプラントに外傷力となる。機能時に動きの少ない義歯を製作することが大切

COLUMN

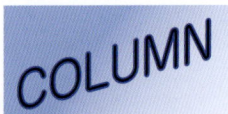

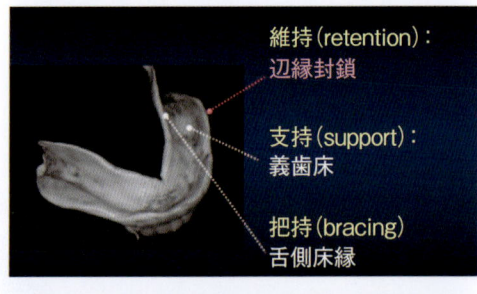

義歯における維持・支持・把持

　義歯治療において、維持・支持・把持という役割を意識することが、長期安定の秘訣です。
　"維持"とは、装着した位置から義歯が外れることを防ぐ役割です。"支持"とは、咬合力が加わったときに義歯の沈下を最小限とし、咬合力を残存歯を含めて分散することで、過剰な顎堤吸収を防ぎます。そして"把持"とは、義歯の水平的な横揺れを防ぎ、維持・支持が適正に発揮できるような位置へ義歯を誘導するという役割があります。RPIクラスプを用いたパーシャルデンチャーは、維持・支持・把持という役割を明確に意識し、維持鉤、レスト、隣接面板に各機能を役割分担した典型的な例です。
　総義歯においては、維持の主体は辺縁封鎖です。そして支持は義歯床、把持は舌側の義歯床といえます。一方、2-IODでは、維持はインプラントとなります。このように維持・支持・把持という役割を考えることで、2-IODでは義歯床縁形態を総義歯と比較し、どのようにあるべきかを、容易に理解することができます。

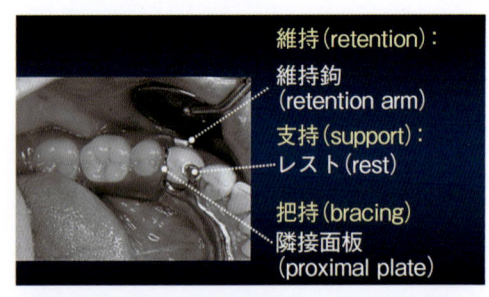

図❶　クラスプデンチャーにおける維持・支持・把持

図❷　総義歯における維持・支持・把持

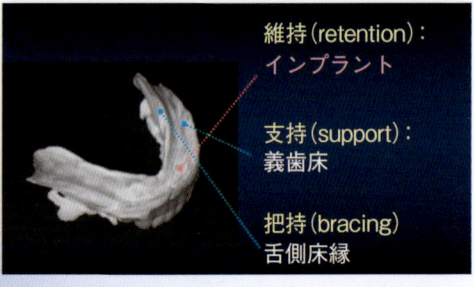

図❸　2-IODにおける維持・支持・把持

第 **3** 章

義歯治療をベースとした アタッチメントの選択

1. IODの代表的なアタッチメント
2. 義歯の動きに対し、維持か支持かでみる アタッチメントの選択基準
3. ロケーターアタッチメント
   LOCATOR® IMPLANT ATTACHMENT SYSTEM
4. 2-IODにおけるロケーターの術式

1. IODの代表的なアタッチメント

IODの代表的なアタッチメントには、ボール、バー、マグネットのタイプがあります。

1）ボールアタッチメント

ボールアタッチメントは、ボール型のMaleをインプラントに装着し、O-ringなどの維持装置を含むハウジングを義歯に装着することで、維持力を発揮するタイプです。連結せずに単独で使用し、ほとんどが既製品となります。既製品なので技工作業が少なく、コストが安くなります。また、規格化されていますので、操作が容易で、ほぼ一定の維持力が期待できます（図1）。

ボールタイプではMaleの高さが約7 mmあるため、補綴スペースが必要であり、側方力が加わりやすい欠点もあります。近年、海外においてはロケーターアタッチメント（p.46参照）がボールに代わり普及しています。

ボール、ロケーターどちらの製品でも、MaleとFemaleの間に一定のスペースを設けることで緩圧構造を有しています。それにより咬合力が加わった際、インプラントには外傷力となりにくい仕組みとなっています。主に維持としての役割であり、支持としては不向きです。

また、インプラントが平行に埋入されていないと、期待した維持力が発揮されず、インプラントに外傷力となることがあります（図2）。

2）バーアタッチメント

バーアッタチメントは、インプラント間をバーで結ぶ鋳造、またはCAD/CAMで製作した技工

2-IODで代表的なアタッチメント

● ボール（or ロケーター）……インプラントが平行に埋入できた場合

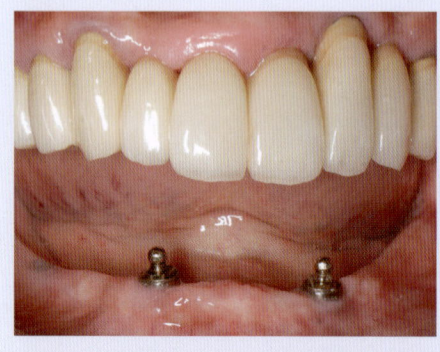

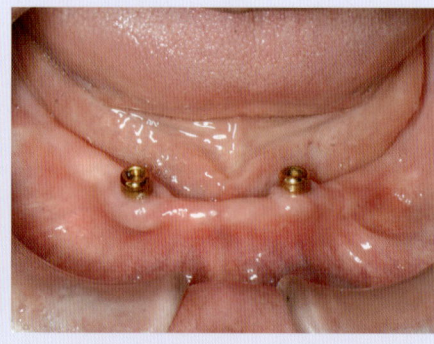

● バー……平行性が悪い、強い維持力を求める、粘膜が過敏な場合
　鋳造バー　　　　　　　　　純チタン性 CAD/CAM バー

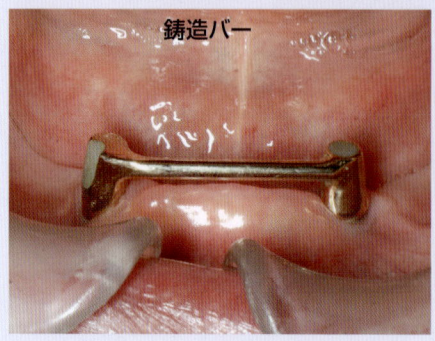

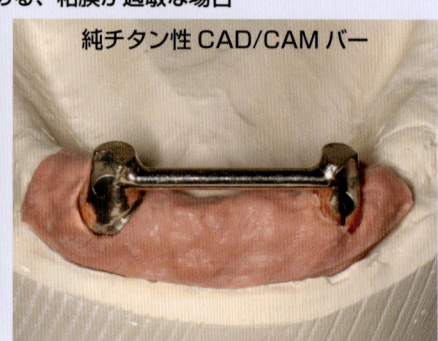

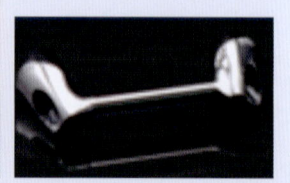

● マグネット……2-IODにはあまり適さない

図❶

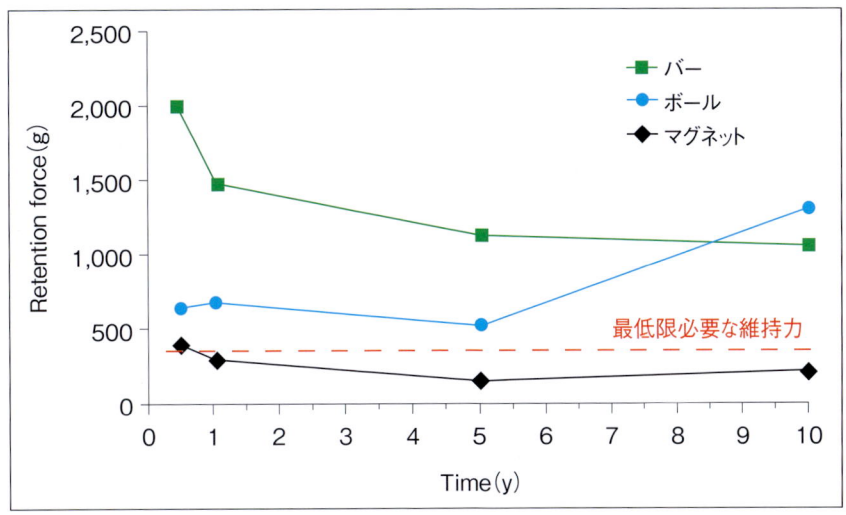

図❷ アタッチメントの維持力の変化。バーは強い維持力があり、経時的に低下するが、それでも維持力は大きい。マグネットの維持力は小さく、経時的にも低下する。ボールはその中間の維持力があり、経時的な変化は少ない（Naert I, Alsaadi G, Quirynen M: Prosthetic aspects and patient satisfaction with two-implant-retaind mandibular overdentures: a 10-year randomized clinical studey. Int J Prosthodont, 17(4): 401-10, 2004. より引用改変）

物に、既製クリップなどの維持装置を義歯に装着し、維持力を得るものです（図1）。万が一インプラントが平行に埋入できない場合でも、バーの部分に維持装置のクリップを装着しますので、インプラントが着脱による外傷力を受けることは少なくなります。

また、インプラント間をバーで固定しますので、短いインプラントや骨質が疎でインテグレーションが不十分な場合、あるいはインプラントが傾斜埋入された場合でも、連結により力が分散され、側方力となりにくい特徴があります。

バー＆クリップの維持力は強く、義歯の安定度も高い傾向があります。

しかし、バーアタッチメントを義歯の内部に収めるための補綴スペースが必要であり、顎間距離が少ない患者などでは義歯の破損を生じやすく、バーアタッチメント周囲の義歯床のリリーフが不十分だと、インプラントに側方力が加わりやすいなど細心の注意が必要です。

バー直下のスペースは粘膜の増殖が生じやすく、清掃性が悪化する懸念もあります。技工作業が加わりますので、製作費もコスト高になります。

バーの配置とクリップの位置で、維持と支持の役割を使い分けることができます（図1、2）。

3）マグネットアタッチメント

マグネットアタッチメントは維持力に磁力を用いたもので、以前より天然歯で用いられてきました。バーなどに比べ維持力は低いのですが、高齢者など手の不自由な患者では扱いやすいアタッチメントです。

しかし、2-IODのように前歯部のインプラントで維持するタイプでは、経年的に臼歯部の顎堤が吸収し、義歯の沈下が予想されます。そのような場合、マグネットでは維持力が急激に減少する可能性があります。前歯部での少ない本数のIODにはあまり向いていません。

反対に、マグネットとキーパーは平面と平面で接するため、咬合力に対し確実な支持として働くことが可能です。臼歯部を含む多数インプラント埋入のIODや、インプラント支持パーシャルデンチャーでは、維持と支持の両方を兼ねてもつアタッチメントとして有効です（図4）。

4）アタッチメントの維持力

図2には、IODにおける代表的なアタッチメントの維持力の経時的な変化を示しました。維持力を比較すると、バーが一番強く、続いてボール、一番低いタイプがマグネットとなります。しかし、維持力が強ければよいというものでもなく、強すぎると、手指の不自由な高齢者の患者さんでは、着脱ができない場合もあります。補綴スペースもバーでは多くを要し、埋入位置によってはバーで連結することが困難な場合もあります。アタッチメントの選択の際は、このようなさまざまな条件を考えなければなりません。

まずは、最適なアタッチメントを選択するうえで、インプラントを維持として使うのか、それとも支持として使うのかを考えることが、第一になります。

2．義歯の動きに対し、維持か支持かでみるアタッチメントの選択基準

1）下顎無歯顎者にインプラントを1～2本埋入し維持を求めるIOD（Implant Retained Overdenture）（図3～5）

◉2-IODでは、インプラントの役割は維持

下顎2-IODに代表されるように、無歯顎者での少ない本数のインプラントによるIODでは、少ない本数のインプラントが支持となり、大きな咬合力が加わることは望ましくありません。つまり、噛んだときに、その咬合力はアタッチメントを介してインプラントに伝わる"支持"としての使用は適していません。

反対に、義歯が外れようとしたときのみ、インプラントが"維持"として働くことが理想です（Implant Retained Overdenture）。そのような義歯の挙動とインプラントの役割を考えることが、アタッチメントの選択の際、重要となります。

◉維持のためには、回転許容性が必要

2-IODにおいて、インプラントが支持としてではなく、維持として働くための3つの原則は、前述しました（p.33）。①インプラントは前歯部に埋入、②回転許容性のあるアタッチメントの選択、③動きの少ない義歯製作の三原則が重要です。

前歯部にインプラントを埋入したIODでは、咀嚼時に義歯は臼歯部で沈下します。また、経年的にも臼歯部の顎堤は吸収する傾向にあります。もしアタッチメントに回転許容性がなく、リジッドにインプラントと義歯が結合した場合、前方の2本で支持する延長ブリッジと類似した過大な側方力がインプラントにかかります。咬合力が加わった際に、必ずアタッチメントはわずかに回転し、臼歯部の義歯の沈下に追従する必要があります。

◉2-IODのアタッチメント選択

2-IODのような少ない本数で維持するIODでは、ボールやロケーターなどのスタッドタイプや、回転を許容するバータイプのアタッチメントが適しています。

ボールやロケーターでは、MaleとFemaleの間にわずかな空隙があり、回転許容性をもたせるようあらかじめデザインされています。そのため適切にアタッチメントを装着すれば、義歯のどの方向の動きに対しても緩圧することができます。ただし、インプラント間の傾斜がメーカーの指定する範囲内である必要があります。

バーアタッチメントでは、回転を許容するために断面が正円形（ラウンドタイプ）のバーを使用します。維持のためのクリップがバーの上で回転できるようにします。回転する方向はバーを中心に限られ、その回転方向に対し、義歯床がアバットメントに当たらないよう十分にリリーフする必要があります。

一方、マグネットアタッチメントは、平面同士のマグネットとキーパーが接することで維持力を発揮します。ところが、義歯が臼歯部で沈下した際は、マグネットとキーパーが脱離することで回転します。インプラントには外傷力となりにくい

第3章　義歯治療をベースとしたアタッチメントの選択

- マグネットアタッチメント
  ・長期的な維持力の持続が困難
  ・トラブルが多い
  ・2-IODでは不向き

アタッチメントの維持力	ボール	バー	マグネット
ベースライン	655	1677	370
1年後	730	1855	362
5年後	567	1240	110
維持力の低下	33%	44%	70%

(Feine JS, et al: Implant Overdentures, Quintessence books より引用改変)

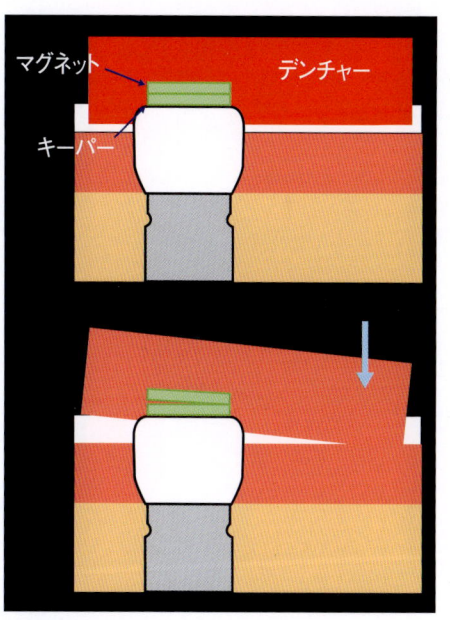

図❸　マグネットの維持力の低下。平面同士が接触することで維持力を発揮するマグネットアタッチメントは、義歯の回転沈下を考えると2-IODでは不向きとなる

- 下顎無歯顎者
  インプラントを1〜2本埋入し、維持を求めるIOD
  （Implant Retained Overdenture）
- 維持中心とする三原則
  1．前歯部へのインプラント埋入
  2．回転許容性のあるアタッチメント
  3．動きの少ない義歯（義歯床、咬合共に総義歯に近い）

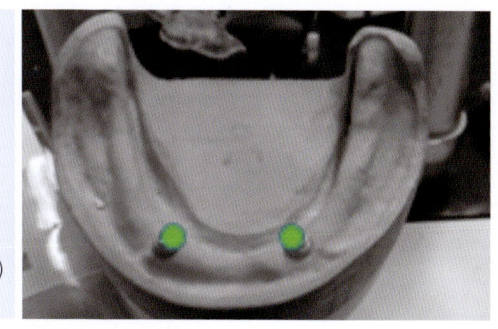

図❹a　下顎無歯顎者においてインプラントを2本埋入し、維持を求めるIOD

- 下顎無歯顎者
  インプラントを1〜2本埋入し、維持を求めるIOD
  （Implant Retained Overdenture）

	2-IOD
ボール	◎
ロケーター	◎
バー（回転許容タイプ）	◎
マグネット	△

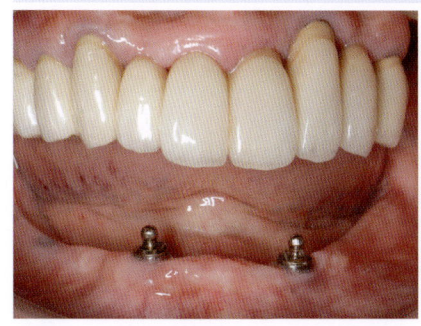

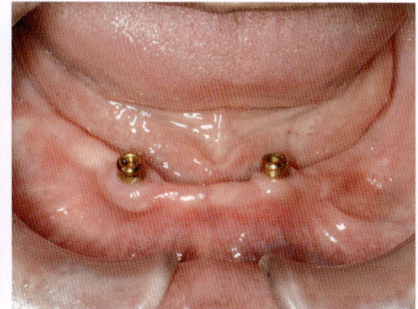

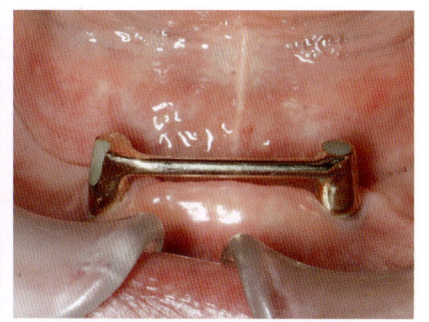

図❹b　下顎無歯顎者においてインプラントを2本埋入し、維持を求めるIODのアタッチメント（ボール、ロケーター、バー）

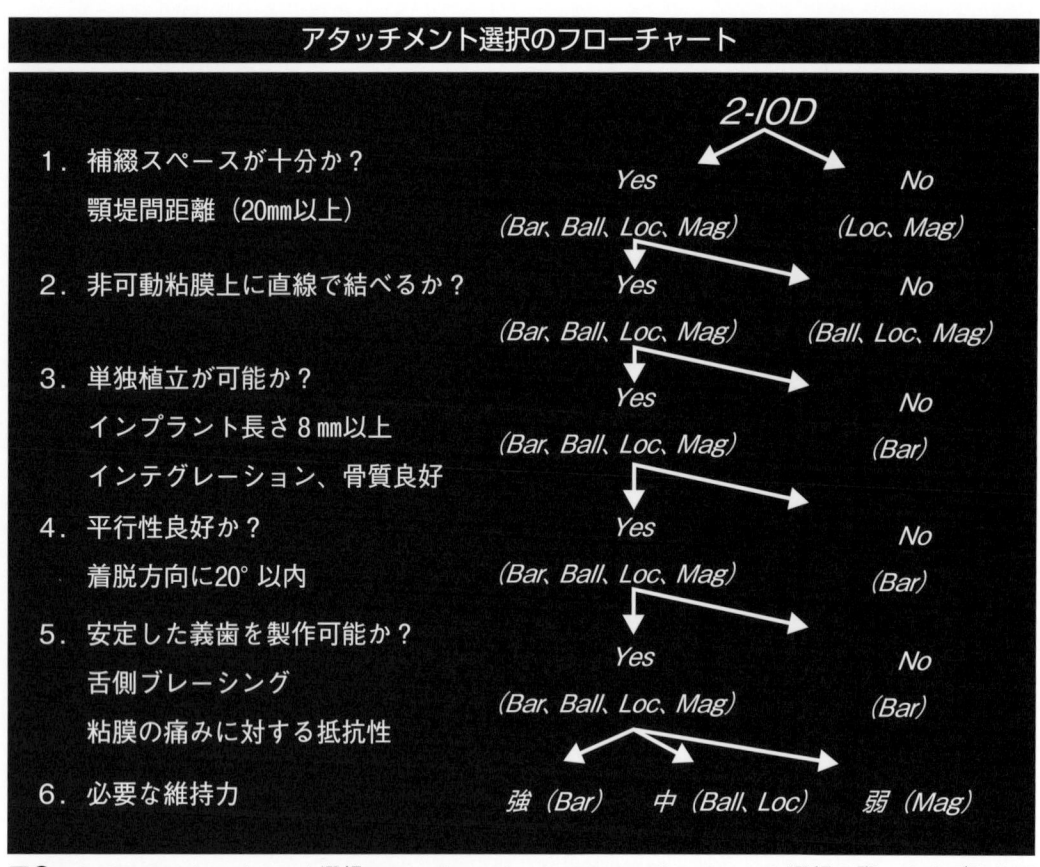

アタッチメント選択のフローチャート			
		2-IOD	
		Yes	No
1. 補綴スペースが十分か？ 顎堤間距離（20mm以上）		(Bar、Ball、Loc、Mag)	(Loc、Mag)
		Yes	No
2. 非可動粘膜上に直線で結べるか？		(Bar、Ball、Loc、Mag)	(Ball、Loc、Mag)
		Yes	No
3. 単独植立が可能か？ インプラント長さ8mm以上 インテグレーション、骨質良好		(Bar、Ball、Loc、Mag)	(Bar)
		Yes	No
4. 平行性良好か？ 着脱方向に20°以内		(Bar、Ball、Loc、Mag)	(Bar)
		Yes	No
5. 安定した義歯を製作可能か？ 舌側ブレーシング 粘膜の痛みに対する抵抗性		(Bar、Ball、Loc、Mag)	(Bar)
6. 必要な維持力	強 (Bar)	中 (Ball、Loc)	弱 (Mag)

図❺ 2-IODのアタッチメント選択フローチャート。2-IODのアタッチメント選択の際、さまざまな要因を勘案し、決定する必要がある。維持を中心としたアタッチメントの代表例について、選択基準をフローチャートに示す。バー（Bar）、ボール（Ball）、ロケーター（Loc）、マグネット（Mag）の特徴を理解することが前提条件となる

利点もありますが、維持力の急激な低下があり、2-IODには向いていません。また、その際に離脱を防ぐため、キーパーを高さのあるコーピングによる内外冠のアタッチメントとすると、今度は反対に回転を許容しないアタッチメントとなり、側方力がインプラントに加わりやすくなります。

近年では回転を許容しつつ維持力が損なわれないドーム型のマグネットアタッチメントも開発され、応用が期待されています（図3〜5）。

2）下顎無歯顎者にインプラントを前歯部に4本埋入し、維持を求めるIOD（Implant Retained Overdenture）

2-IODを計画するも、短いインプラントしか埋入できない場合や、骨植が不良な場合に、2本ではなく4本前歯部に埋入し、力の分散を図る場合があります。その場合は、2-IODと同じような義歯の挙動を示し、インプラントには維持の役割を求めます。維持を中心とするための三原則である、①インプラントは前歯部に埋入し、②回転許容性のあるアタッチメントを使用し、③動きの少ない義歯を製作します。

4本のインプラントをバーで連結することが望ましく、義歯の臼歯部への回転沈下を許容するよう、クリップは正中前方のみに装着します。側方にクリップをつけると回転を許容できなくなり、インプラントには側方力が加わります。ボールアタッチメントでは、遠心側のインプラントでは側方力が加わりやすく、外傷となる可能性があります（図6、7）。

●下顎無歯顎者
　インプラントを前歯部に4本埋入し、維持を求めるIOD（Implant Retained Overdenture）

	4-IOD
ボール	△
ロケーター	○
バー（回転許容タイプ）	◎
マグネット	△

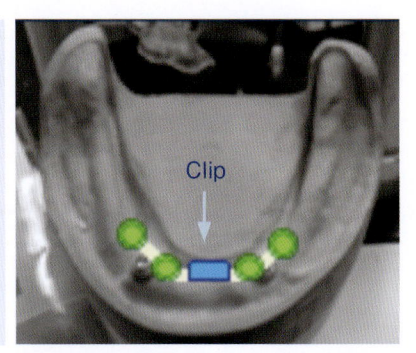

図❻　下顎無歯顎者にインプラントを前歯部に4本埋入し、維持を求めるIOD

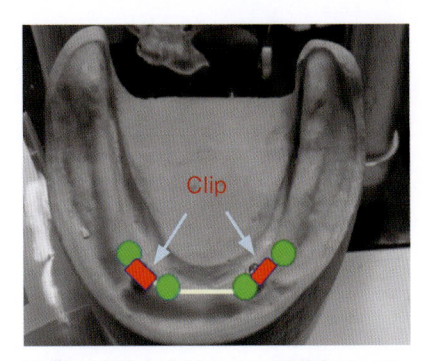

図❼　維持か支持かで、不適切なClipの位置。4本埋入し、支持ではなく維持を求めたIODでは、臼歯部での義歯の沈下に対し、回転を許容するアタッチメントが必要となる。図の維持装置の位置では回転を許容しない。むしろ、中央に1ヵ所であれば、回転を許容する

●下顎無歯顎者
　インプラントを大臼歯部を含め4～6本埋入し、支持を求めるIOD（Implant Supported Overdenture）
・臼歯部にもインプラント埋入
・回転許容しないアタッチメント
・義歯：義歯床は最小限、咬合はCr-Brと同等

	4-6 IOD
ボール	×
ロケーター	○
バー（回転許容タイプ）	◎
マグネット	◎

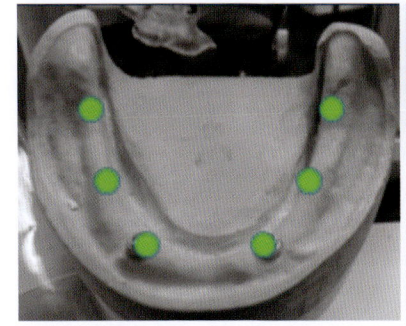

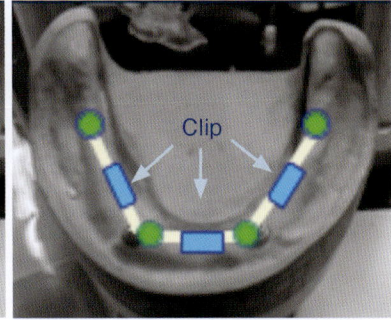

図❽　下顎無歯顎者にインプラントを大臼歯部を含め4～6本埋入し、支持を求めるIOD

3）下顎無歯顎者にインプラントを大臼歯部を含め4～6本埋入し、支持を求めるIOD（Implant Supported Overdenture）

　インプラントを多数埋入し、咬合力をインプラントで支持する目的の場合、インプラントは大臼歯部を含む4～6本を埋入する必要があります。その場合のアタッチメントは、義歯の挙動がほとんどなくなるため、回転を許容する必要がなくなります。また、義歯床も総義歯のような辺縁封鎖は不要で最小限となります。

　使用するアタッチメントは緩圧性は不要となり、垂直圧を受け止め、強力な支持が期待できるマグネットや回転許容性のないバーが適しています（図8）。

4）上顎無歯顎者にインプラントを4～6本埋入し、支持を求めるIOD（Implant Supported Overdenture）

　上顎では、臼歯部を含む4～6本の埋入が必要です。アタッチメントは回転を許容しないバーな

●上顎無歯顎者
インプラントを4～6本埋入し、**支持**を求めるIOD
（Implant Supported Overdenture）
・4～6本のインプラント
・小・大臼歯部にインプラント埋入
・回転許容しないアタッチメント
・義歯：義歯床は最小限、咬合はCr-Brと同等

	4-6 IOD
ボール	×
ロケーター	○
バー（回転許容しないタイプ）	◎
マグネット	○

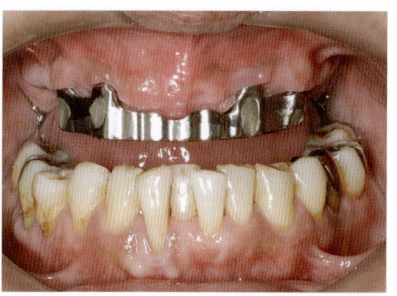

図❾　上顎無歯顎者にインプラントを4～6本埋入し、支持を求めるIOD

●下顎遊離端欠損
インプラントを1本埋入し、**支持**を求めるIOD
（Implant Supported Partial Denture）
・遊離端欠損後方への1本のインプラント埋入
・回転許容しないアタッチメント
・義歯：義歯床は最小限、咬合はCr-Brと同等
　（中間欠損PD）

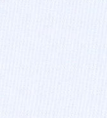

下顎有歯顎者においてインプラントに支持を求めるPD
（Implant Supported Partial Denture）

	IOD
ボール	×
ロケーター	○
バー	―
マグネット	◎
内冠／ドーム	◎

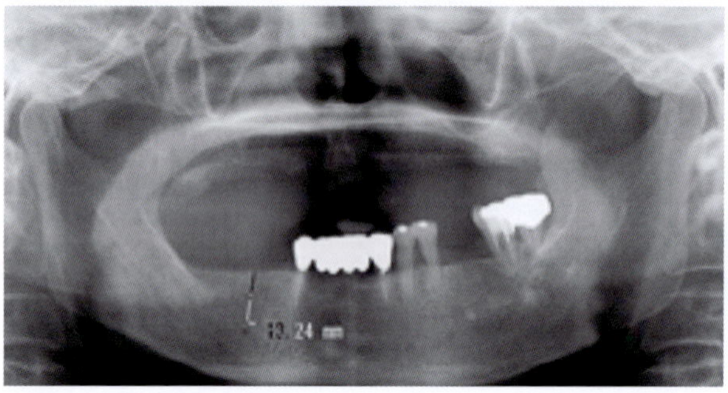

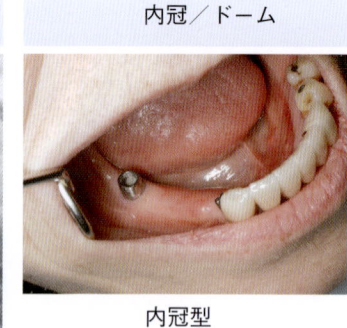

内冠型 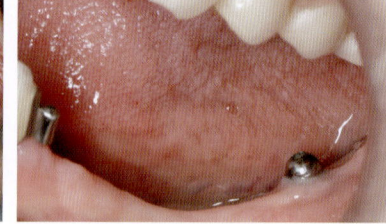　　　ドーム型

図❿　下顎遊離端欠損においてインプラントを1本埋入し、支持を求めるIOD

どを使用します（図9）。

5）下顎遊離端欠損にインプラントを1本埋入し、支持を求めるIOD（Implant Supported Partial Denture インプラント支持パーシャルデンチャー）

　遊離端欠損に対し、1本のインプラントを遠心側に埋入することで、遊離端義歯を中間欠損化することができます。その場合のアタッチメントは支持が主体となり、維持力はほとんど不要となります。全く維持力のない内冠形態やドーム形態のアタッチメントや、維持と支持を期待する場合はマグネットが向いています（図10）。

6）目的別にみた各種アタッチメント

　義歯の動きを考慮すると、インプラントに維持の役割をもたせるのか、それとも支持をもたせるのか、決めることができます。そのことで、どのようなアタッチメントが適しているかが明確になります（図11、12）。

第3章 義歯治療をベースとしたアタッチメントの選択

義歯治療をベースとしたアタッチメントの選択

維持のみ ←→ 維持と支持 ←→ 支持のみ

- ボール
- ロケーター（エラ）
- バー（回転許容タイプ）
- バー（回転許容しないタイプ）
- マグネット
- 内冠、ドーム型

主に維持として働くアタッチメント

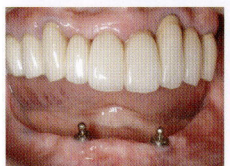

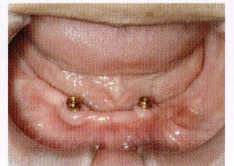

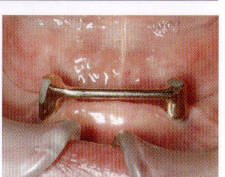

ボール ／ ロケーター ／ バー（回転許容タイプ）

支持として働くが、維持力も兼ねてもつアタッチメント

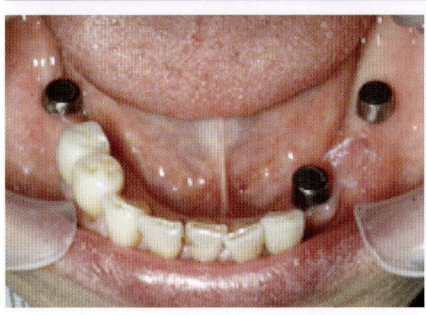

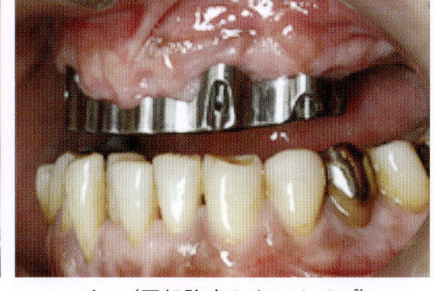

マグネット ／ バー（回転許容しないタイプ）

支持のみとして働き、維持力のないアタッチメント

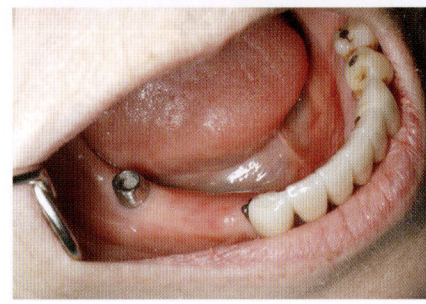

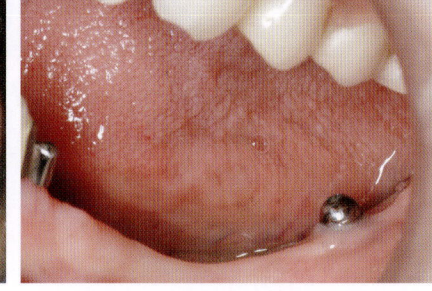

内冠型に加工 ／ ドーム型に加工

図⓫　義歯治療をベースとしたアタッチメントの選択。主に維持として働くのか、支持として働くのか、それぞれのアタッチメントの特徴を示す。義歯の動きをすることが重要であり、アタッチメントの選択にもやはり義歯治療がベースとなる

下顎IODにおけるインプラントの本数	1本	2本	3本	前歯部4本バー&クリップ1	前歯部4本バー&クリップ複数	大臼歯を含む4本	5本	6本
インプラントの役割	維持	維持	支持	維持	支持	支持	支持	支持
アタッチメントの回転許容性	あり	あり	なし	あり	なし	なし	なし	なし
バーを使用した際のバーの断面		○	⌒か○	○	⌒か○	⌒	⌒	⌒

○はラウンドタイプ、⌒はドルダータイプかミリングバー

図⓬　インプラントの本数と回転許容性。インプラントの埋入本数と位置により、義歯の動きは変わり、インプラントに維持を求めるのか、支持を求めるのかが変わってくる。回転許容性を求める場合、バーで断面がラウンドタイプを使用する

3. ロケーターアタッチメント
LOCATOR® IMPLANT ATTACHMENT SYSTEM

　海外にて広く普及しているIOD用のStudアタッチメントとして、ロケーターアタッチメント（Zest Anchors社）があります。日本では、2011年11月に薬事承認が下りたばかりです。2-IODには適したアタッチメントであり、今後、日本でも普及することが期待されますので紹介します。

1）特徴
　Implant Abutmentと呼ばれるインプラントに接続した支台とチタン製Denture Capと呼ばれるハウジング、そしてナイロン製のReplacement Maleと呼ばれる維持装置からなります。
　ナイロン製Maleは必要な維持力に応じ交換が可能で、また、インプラント間が互いに傾斜した場合でも、互いに20°までと40°まで対応のMaleがあります。
　他のアタッチメントシステムに比べて高さを低く設定でき、補綴スペースの少ない症例では有利となります。取り扱いが容易なうえに、6万回にも及ぶ着脱試験においても維持力が持続するなどの特徴があります。

2）維持力 – LOCATOR Nylon Replacement Males
　clear：2,268グラム
　pink：1,361グラム
　blue：680グラム
　green：1,361 〜 1,814グラム
　orange：907グラム
　red：226 〜 680グラム

3）インプラントの平行性
　着脱方向に対し10°以内であれば必要な維持力に応じ、どのMaleをも使用できます。10°を超え、20°までであれば、グリーン、オレンジ、レッドの2本のインプラント間の角度が40°まで許容できるタイプを選びます。それを超える傾斜角度がある場合は、適応外となりバーアタッチメントを使用します。

4．2-IODにおけるロケーターの術式

　以下、図13 〜 35に術式を記します。

2-IODのアタッチメントにロケーターを使用した臨床例

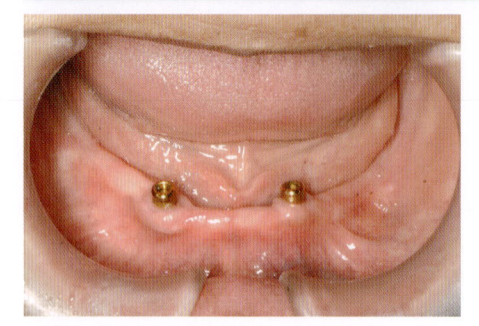

図⓭　口腔内に装着したロケーター

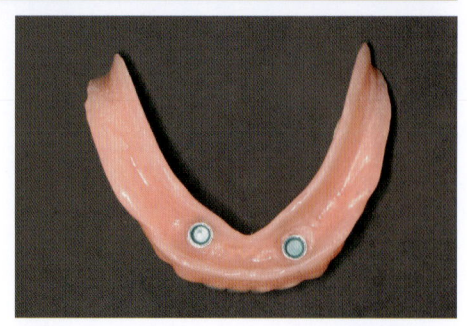

図⓮　ロケーターのナイロン製維持装置

第3章　義歯治療をベースとしたアタッチメントの選択

ロケーターの術式（参考模型にて）

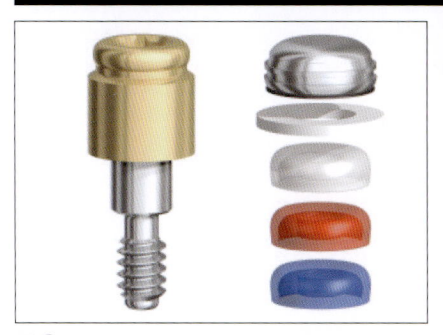

図⓯　ロケーターアタッチメント。インプラントに接合するアバットメント（左）と、義歯に接合するナイロン製キャップとハウジング（右）からなる（ⓒ2011 Nobel Biocare）

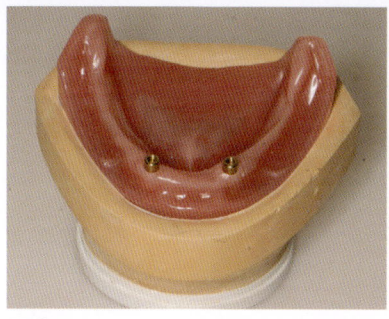

図⓰　トルクレンチを用いて口腔内に装着。歯肉縁上にアバットメントが1.5mm出るようにする

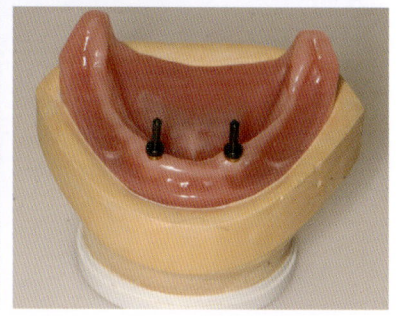

図⓱　インプラント間の傾斜角度を、パラレルポストを用いて計測。角度に応じた維持装置を選択する

直接法で義歯にロケーターを装着するステップ

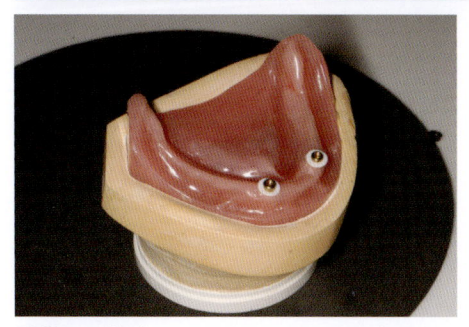

図⓲　口腔内にて White Block-Out Spacer をロケーターインプラントアバットメントに装着

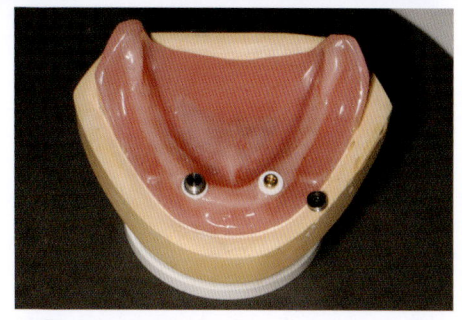

図⓳　Black Processing Replacement Male を収めた Denture Cap をスペーサーの上に装着。Black Processing Replacement Male は弾力が少ない Male で、装着作業時に垂直的な位置を保つために使用

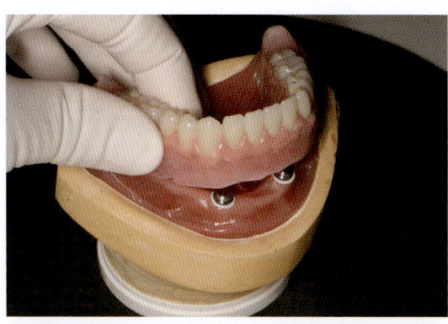

図⓴　舌側に遁路を設け、義歯と Denture Cap を即時重合レジンにて接着。重合後、余剰レジンと White Block-Out Spacer を除去し、義歯を研磨する

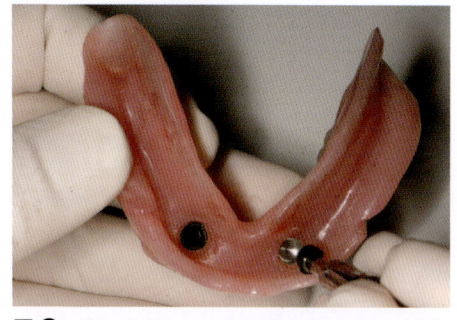

図㉑　Black Processing Replacement Male を撤去

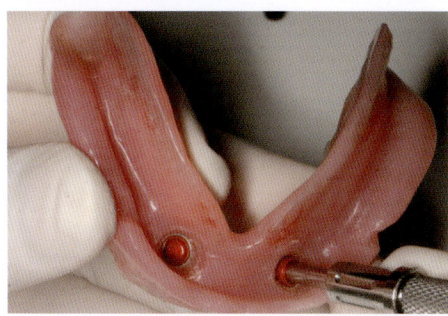

図㉒　弾性のあるナイロン製の Replacement Male を装着（図17の角度に応じて選択）

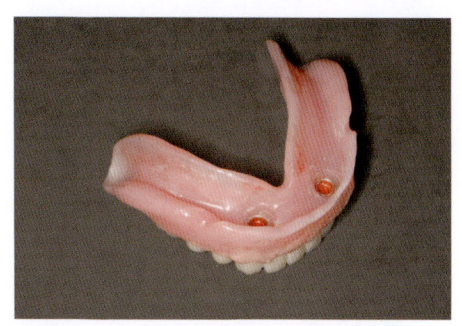

図㉓　ロケーターを装着した IOD の完成

47

間接法で義歯にロケーターを装着するステップ

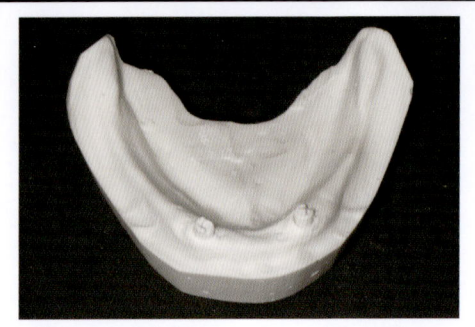

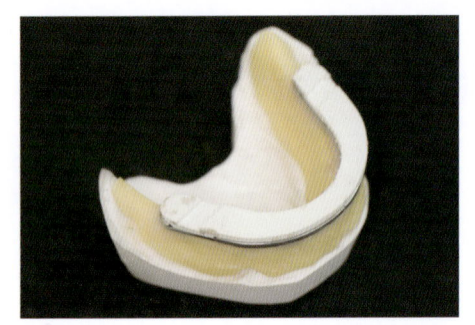

図⓴　概形印象採得

図㉕　咬合床付各個トレーを製作する

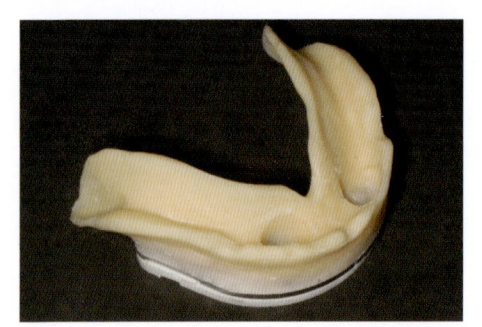

図㉖　ロケーター周囲は十分にリリーフする

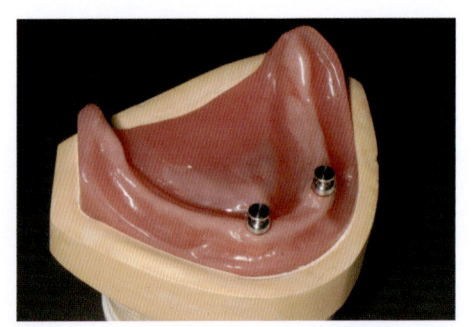

図㉗　口腔内に印象用コーピング装着

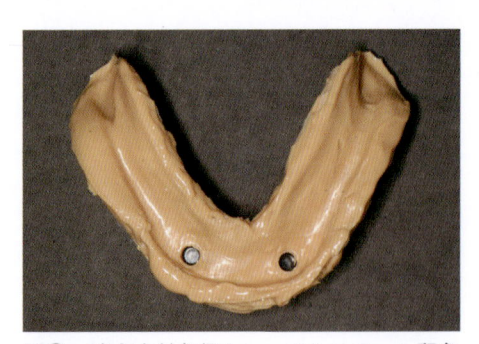

図㉘　咬合床付各個トレーでシリコーン印象

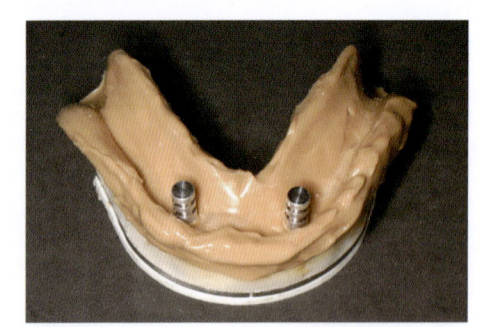

図㉙　インプラントアナログを装着し、石膏を注ぐ

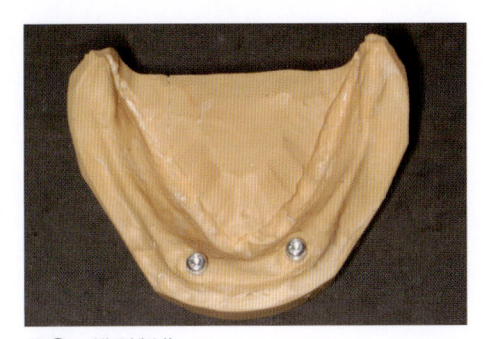

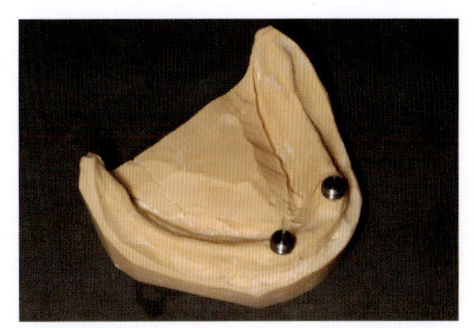

第3章 義歯治療をベースとしたアタッチメントの選択

図⓰ 模型製作

図㉛ 弾性のないBlack Processing Replacement Maleを収めたDenture Capを装着

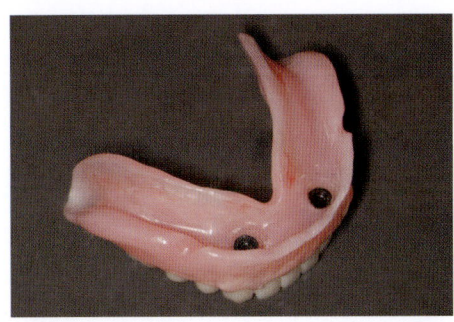

図㉜ Denture Capを取り込んだまま義歯を製作

図㉝ Black Processing Replacement Maleを撤去

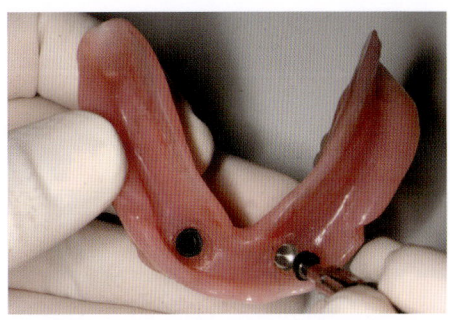

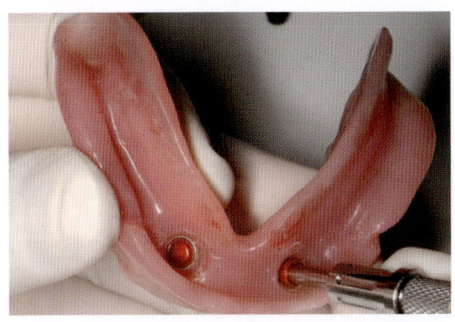

図㉞ 弾性のあるナイロン製のReplacement Maleを装着(図17の角度に応じて選択)

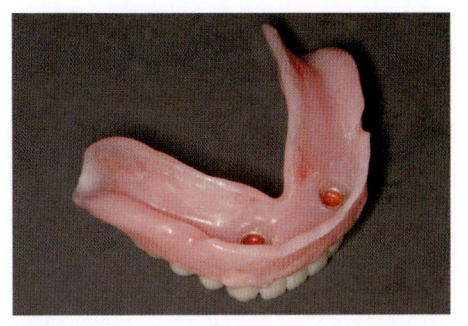

図㉟ ロケーターを装着したIODの完成

COLUMN

なぜ機能印象は閉口なのか

　機能印象の目的は、患者さんの機能に合わせた印象を採得することにあります。

　コンパウンド印象法は、主に開口位にて術者が機能運動を擬似的に再現した機能印象法ということができます。

　一方、本書で提示した閉口機能印象法は、患者さんの口腔粘膜の動きをより忠実に記録する方法です。周囲の筋肉や小帯の付着を印記するだけでなく、実際にどのように動いているのかを記録できます。義歯を使用しているときの周囲粘膜の動きを再現するには、開口位よりも閉口位を中心とした機能運動を行うことが必要です。

　また、レトロモラーパッドは閉口位と開口位では、その形と位置が異なります（図1、2）。閉口機能印象を正確に採得するためには、あらかじめ概形印象も閉口位で採る必要があります。

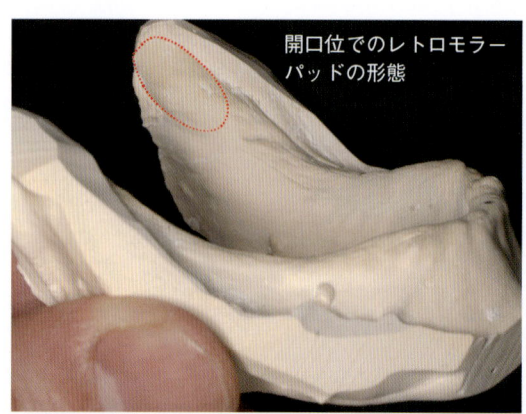

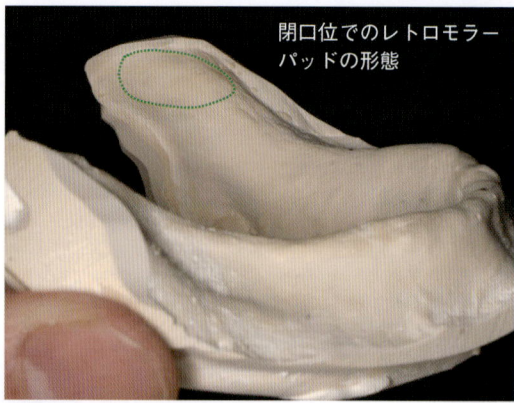

図❶　開口位

図❷　閉口位

図❶❷　開口位と閉口位での概形印象。開口位と閉口位では、レトロモラーパッドの形と位置が異なる。開口位では縦に伸びた形態となることが多い

第4章

義歯治療の今までとこれから

1. 印象採得法の二大潮流

2. これからの義歯治療
世界標準の義歯製作システム：BPS
無歯顎難症例に2-IODで対応した症例

3. 超高齢社会における可撤式義歯のメリット
過去に埋入されたインプラントを再利用した症例

1. 印象採得法の二大潮流

　義歯の印象採得の手法は、過去の歴史を振り返ると、バウチャーのコンパウンド印象法とギージーの機能印象法の2つの特徴的な方法が挙げられます。

　1970年代、バウチャーは当時開発された常温重合レジンを各個トレーに用い、コンパウンドで辺縁形成を行う義歯印象法を提唱しました。筋の付着部位を避け、可能な限り耐圧面積を増やすことで、機能時に外れずに維持、安定を求めた義歯製作法です。日本の大学教育では、このバウチャーの方法を採用し、現在もほとんどの教育課程で行われています。

　一方、バウチャーより半世紀以上前、歯科補綴学の基礎を築いたギージーは、患者の機能時における義歯床縁付近の粘膜の形態を忠実に再現するために、閉口機能印象法を提唱しました。咬合床を用い、患者自身で、「ウーイーウーイー」などと口唇、頬、舌などの機能運動をし、それに応じた形態を印象採得する方法です。これは、閉口位で印象採得する咬座印象法と同時に、機能運動を行う方法です。現在でも、海外、特にヨーロッパでは主流となっている方法です。

1) コンパウンド印象法のメリット

　コンパウンド印象法は、筋の付着位置や義歯製作に関係するランドマークを明確にしながら印象採得を行います。筋の付着部位を避けることで、できる限り耐圧面積を広く確保しながら床外形を決めていきます。これは解剖学に基づく印象法であり、教育には大変適しています。

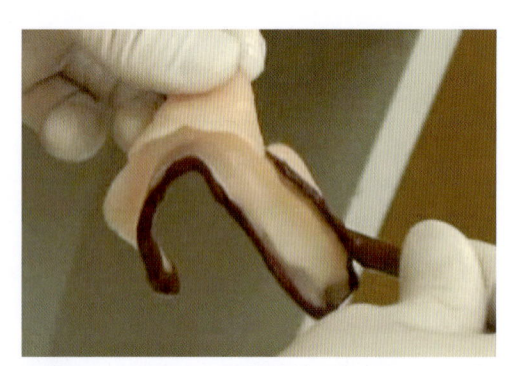

図❶a　コンパウンド印象法は各個トレー辺縁に軟化したコンパウンドを足し、硬化する前に筋圧形成を行い、義歯の辺縁封鎖を確立する

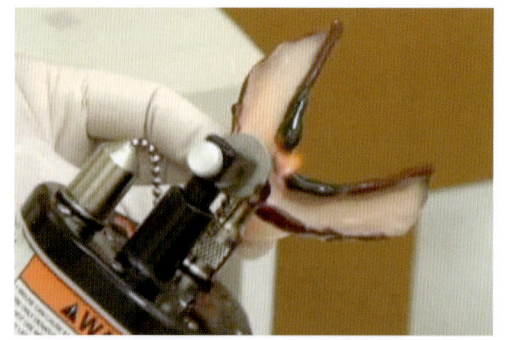

図❶b　コンパウンドを軟化する加減の要領を得るには経験を有し、慣れないと義歯辺縁を伸ばしすぎてしまうことがある

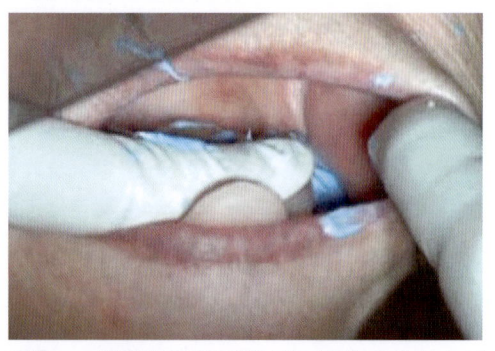

図❶c　印象は患者の開口位で採得することが多く、周囲軟組織の機能時の動きを術者が口唇等を引っ張ることで擬似的な機能運動を行い、印象採得する。筋の付着を避け、広い耐圧面積を確保することで、維持・安定のよい義歯を製作できる

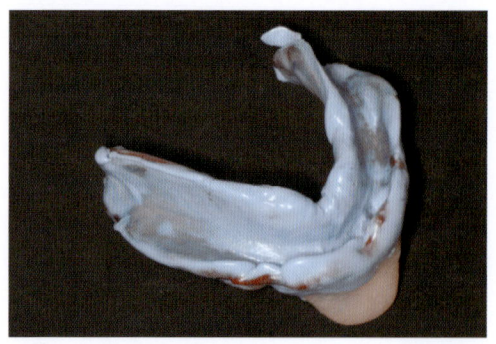

図❶d　適切に印象採得ができると、術者のイメージした義歯の形を作ることができる。本症例では、高齢で意思疎通ができない患者のため、後述する機能印象法では難しく、コンパウンドで義歯外形を術者主導にて印象採得した

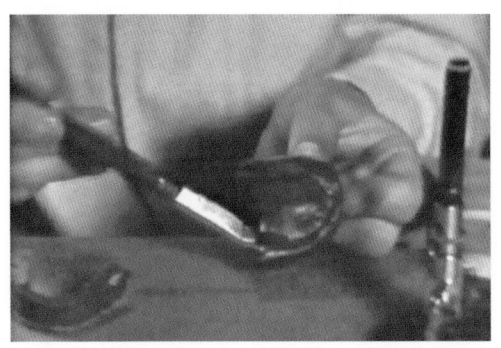

図❷a　機能印象法は、あらかじめ概形印象からろう堤付各個トレーを製作する〈図2a〜dは、19世紀前半にギージーが義歯製作するビデオ（和田精密歯研）より抜粋〉

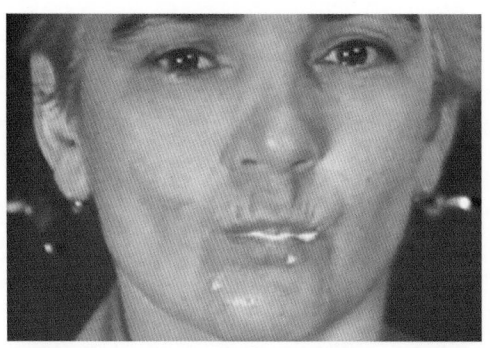

図❷b　ろう堤付各個トレーに印象材（当時は石膏印象）を盛り、閉口位を中心にした機能運動を患者に行わせる。口唇を突出させ、「ウー」という発音時の口腔周囲粘膜の形態を印記する

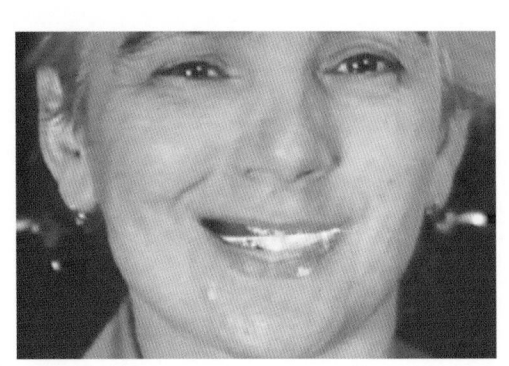

図❷c　印象材が硬化する前に、「イー」という発音時の動作を行わせる

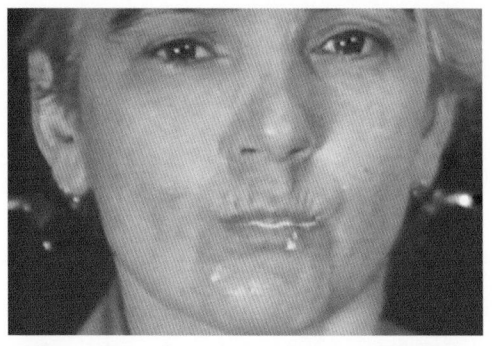

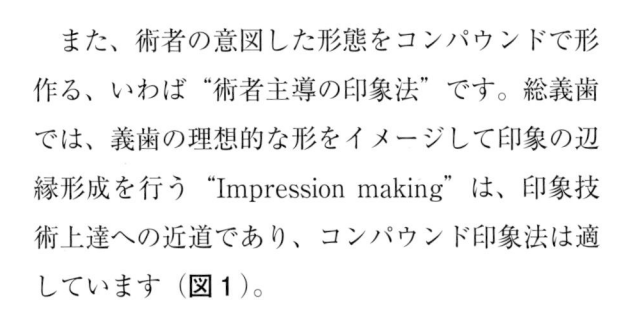

図❷d　更に、「ウー」という具合に機能運動を行うことで、コンパウンド印象法とは異なり、患者主導で印象採得する方法である

　また、術者の意図した形態をコンパウンドで形作る、いわば"術者主導の印象法"です。総義歯では、義歯の理想的な形をイメージして印象の辺縁形成を行う"Impression making"は、印象技術上達への近道であり、コンパウンド印象法は適しています（**図1**）。

2）閉口機能印象法のメリット

　コンパウンド印象法の術者主導でImpression makingする方法に比べ、本印象法はあくまで患者が閉口位という日常生活での口唇や舌、頰粘膜の動きに応じた形態が自然に採れる（＝Impression taking）"患者主導の印象法"です。

　この印象法のメリットは、義歯の床縁形態を術者の経験や勘に頼らず、患者の自動的な運動で採得するため、術者の技量による差が出にくく、術式が簡単なことです。また、義歯床縁付近の柔らかい粘膜を加圧せずに、包み込むように印象採得できるため、下顎義歯の吸着が得やすい方法です（**図2**）。

3）コンパウンド印象法 vs 閉口機能印象法の使い分け

　コンパウンド印象法は、教育には最も適した方法であり、義歯外形のイメージトレーニングには向いています。新人歯科医師は、コンパウンド印象法を行うことで、義歯の外形をイメージするトレーニングになります。また、歯科訪問診療などにおいて、要介護の患者のなかには意思疎通が図りにくい方もいます。術者主導でImpression makingするコンパウンド印象法は、随意運動ができない患者でも、術者の意図した義歯外形を作り上げることが可能です。

　しかし、術者が義歯の外形をイメージできるよ

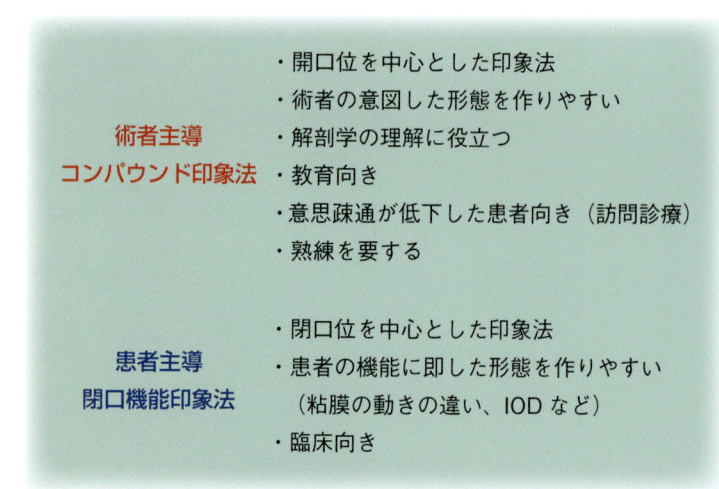

図❸ コンパウンド印象法と閉口機能印象法。コンパウンド印象法は、開口位を中心に Impression making する術者主導の印象法。閉口機能印象法は、咬座印象＋機能運動を行わせる患者主導の印象法。それぞれの特徴を理解し、使い分ける

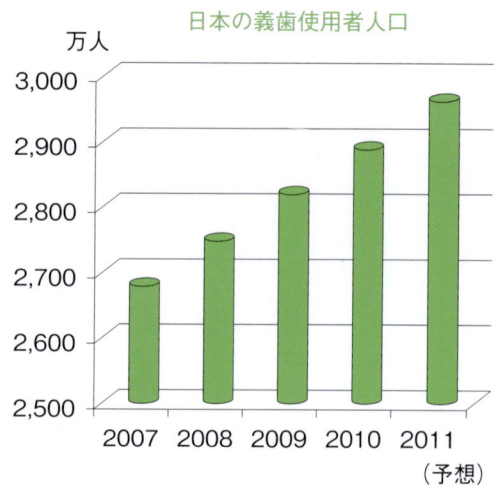

術者主導 コンパウンド印象法
・開口位を中心とした印象法
・術者の意図した形態を作りやすい
・解剖学の理解に役立つ
・教育向き
・意思疎通が低下した患者向き（訪問診療）
・熟練を要する

患者主導 閉口機能印象法
・閉口位を中心とした印象法
・患者の機能に即した形態を作りやすい
（粘膜の動きの違い、IOD など）
・臨床向き

図❹ インプラントの普及率が最も高いのがスウェーデンであるが、それでも人口の1％程度である。日本の義歯の需要はそれよりも格段に多い（グラクソ・スミスクライン社資料より）

うになるには熟練を要し、コンパウンドの扱いも難しいため、大学教育では教わるものの、臨床では忠実に実践する臨床家が少ないのも事実です。

一方、閉口機能印象法は、術式が容易で臨床に向いている方法です。患者によっては、義歯床縁付近の粘膜の動きが活発な人もいれば、弛緩してあまり動かない人もいます。患者の機能的な動きを忠実に再現するためには、実際の動きの痕跡を採得する本法は優れています。

また、総義歯を IOD にすると、機能が向上し、口唇や舌、頬粘膜の動きが活発になります。IOD の治療において、患者の機能に調和した義歯床縁形態が重要になります。そのため、IOD の義歯印象法には、機能的な床縁形態を再現できる閉口機能印象法が最も適しています（図3）。

2．これからの義歯治療

1）簡単化・単純化したシステマティックな義歯製作法の普及

日本は、人口の1/4が65歳以上という超高齢社会となり、高齢者の増加とともに欠損補綴の必要性が高まっています。そして、人口の3割近くが義歯を装着しているとの報告もあります。これからも義歯治療の必要性はますます高まると考えられます（図4）。

今までの義歯治療は、技術習得に時間を要し、治療結果が術者の技量に大きく影響していました。義歯の不具合があると、患者の QOL は長期間低下してしまいます。従って、これからの義歯治療は、今までの匠の世界とは別に、より簡単化・単純化することで、どの術者でも幅広い患者に一定の効果が得られることが求められます。ただし、義歯治療の簡単化・単純化とは、ステップを省き治療時間を少なくすることではありません。経験に頼る技術よりも、まず義歯治療の重要な要素を確実に抑え、実践していくことです。

アメリカの歯科大学49校中23校が教育プログラムに取り入れ、海外では知名度もあり、普及している義歯製作システムに、BPS：Bio-functional Prosthetic System（生体機能補綴機構）があります。BPS は、Ivoclar Vivadent 社がギージーの時代から続く義歯製作法を現代版にシステム化した方法で、簡単でより正確に義歯を作ることができます。シンプルな手法のため、術者による技量の差が出にくく、また、患者主導の閉口機能印象

法を行うため、患者の機能に忠実な義歯辺縁形態を製作することができます。今までは匠の世界であった義歯製作法も、これからはよりシンプルにシステム化されていくことでしょう。

本書のIOD症例は、BPSを用いた義歯製作を行っていますが、IODの機能に合わせた義歯は、BPSを用いることで簡単に正確に製作することができます。

● BPSの特徴

・閉口機能印象を採ることで、患者の機能に合わせた印象採得ができる
・印象と同時にゴシックアーチを描記することで、通法での基礎床の位置ずれによる咬合のエラーが出にくい
・技工作業のエラーが少ない
などを挙げることができます（図5）。

世界標準の義歯製作システム：BPS

患者：72歳、女性
主訴：下顎総義歯が動いて全く噛めない
　　　上下顎総義歯の製作を希望

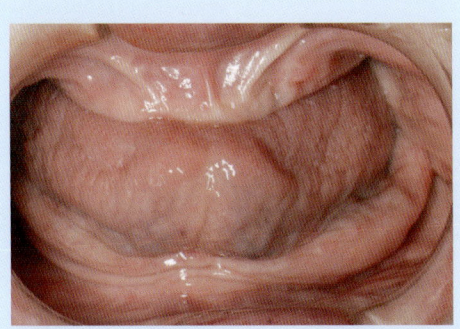

図❺a　上下顎無歯顎患者の正面観。下顎の顎堤は吸収し、舌側口腔底が盛り上がり、複舌となっている

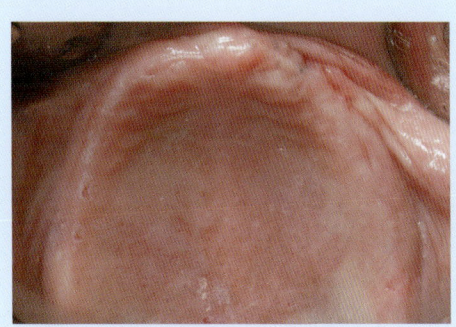

図❺b　上顎の顎堤はノーマルな形態である

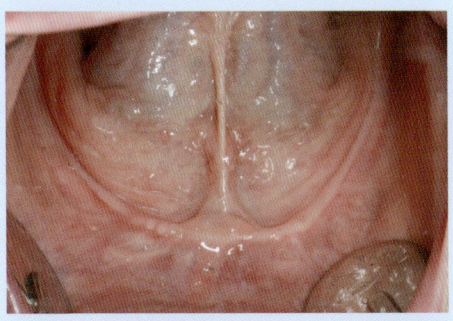

図❺c　下顎の顎堤は吸収し、非可動粘膜がほとんどなく、わずかに歯槽頂のみが残っている。患者は、インプラント治療は受け入れず、総義歯での対応を計画した

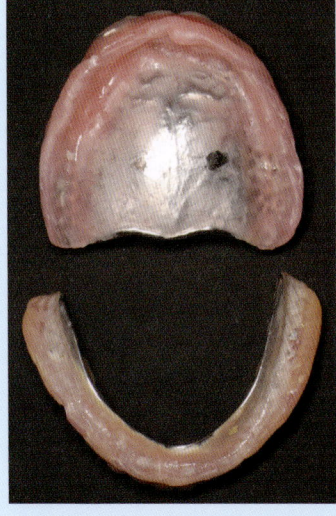

図❺d
使用していた総義歯。下顎の顎堤はほとんどが可動粘膜のため、いわゆる紐状の義歯となっている。下顎義歯を口腔内に装着しても、辺縁封鎖が得られず、容易に動く状態である

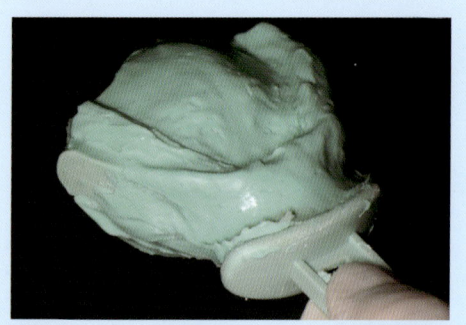

図❺e　セントリックトレー。全身疾患もあり、上下顎総義歯をBPSにて製作する計画にした。概形印象を採得後、セントリックトレーで大まかな上下顎の対向関係を記録した

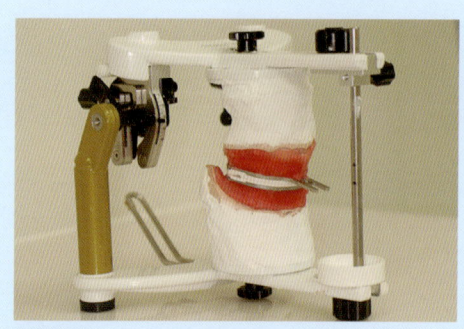

図❺f　セントリックトレーを元に、概形印象から得た上下顎模型を咬合器に装着

図❺g　ナソメーターM。咬合床付各個トレーにナソメーターMをつける

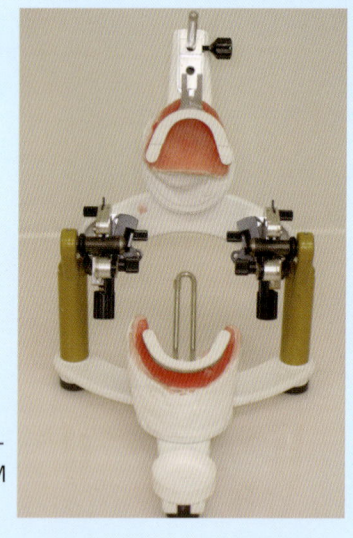

図❺h　上顎の機能印象。少しコシのあるボーダー用シリコーン印象材（図中の青色のシリコーン）を上顎結節付近から前方の"辺縁部のみ"に盛り、機能運動を行う。その後、全体を流れのよいシリコーン印象材（図中の茶色のシリコーン）にてウォッシュする

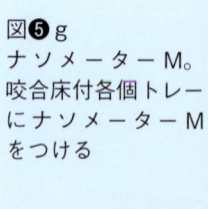

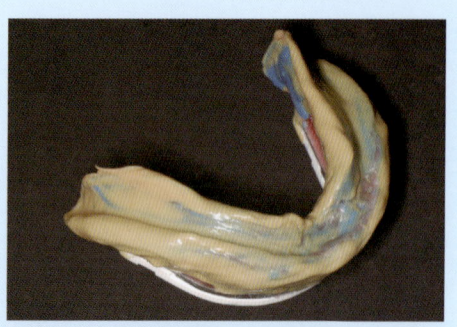

図❺i　下顎機能印象。先に採得した上顎の印象を口腔内に装着した状態で、下顎の印象採得を行う。下顎の咬合床付各個トレーにシリコーン印象材を盛り、閉口位にて「ウーイーウーイー」と発音する機能運動を患者に行わせる。印象材が硬化する前に開口、舌運動、嚥下などの運動を行う

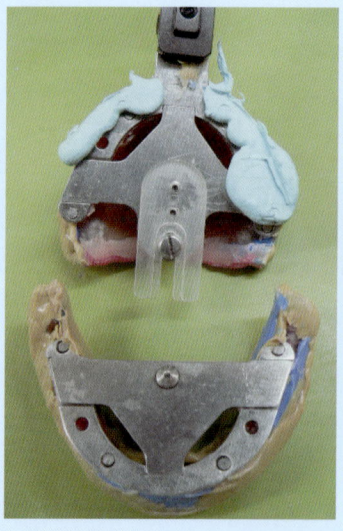

図❺j　ゴシックアーチ描記法。BPSの特徴は、印象採得と同日にゴシックアーチの描記とフェイスボウトランスファーが採得できることである。ナソメーターMの白いプラスチック版を外し、ゴシックアーチの描記針と板をつけることができる

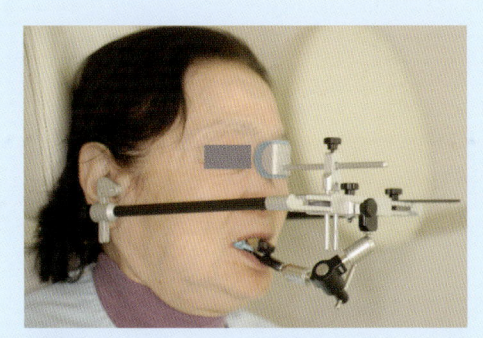

第4章 義歯治療の今までとこれから

図❺k フェイスボウトランスファー。上顎印象の前歯部に出た突起部に、フェイスボウと連結する

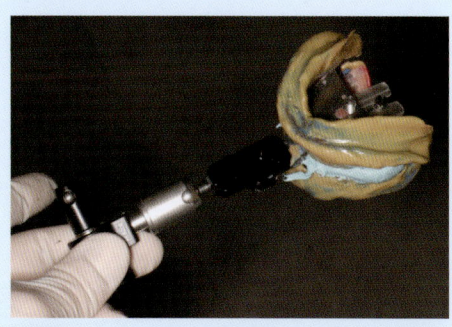

図❺l 印象とフェイスボウジグ。上下顎の印象が採得でき、その対向関係がゴシックアーチ描記法により記録できる。更に、フェイスボウトランスファーにより、頭蓋と顎堤の位置関係がわかる。これを歯科技工士へ渡す

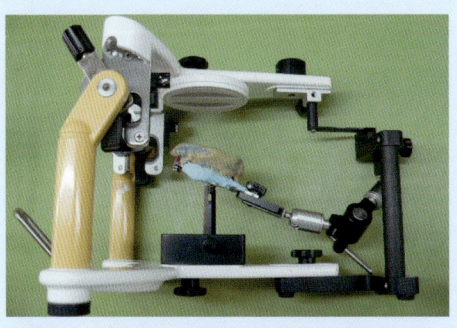

図❺m 咬合器に装着。歯科技工士は、フェイスボウトランスファーを元に模型を咬合器に装着する

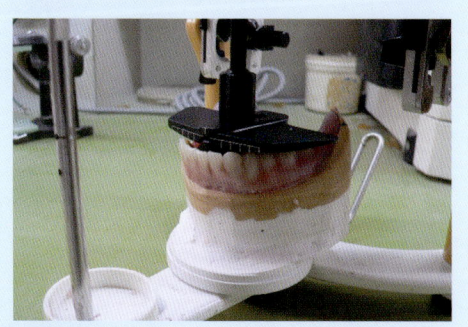

図❺n 人工歯排列。BPSでは専用の人工歯を使用し、3Dテンプレートに従って排列することで、適正な調節彎曲がつくようになっている

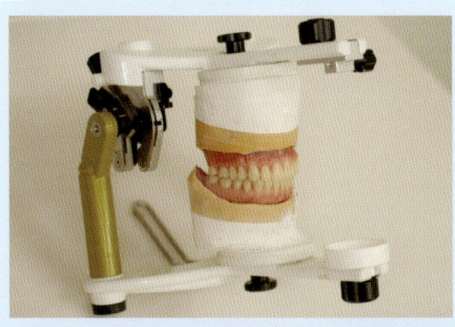

図❺o 人工歯排列・試適。口腔内に試適し、確認する

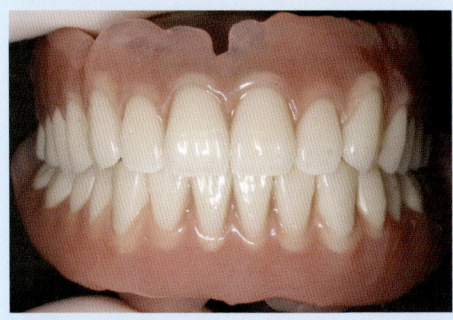

図❺p 義歯の完成。イボカップシステムにより、重合の誤差を少なくすることで、精度のよい義歯が完成する

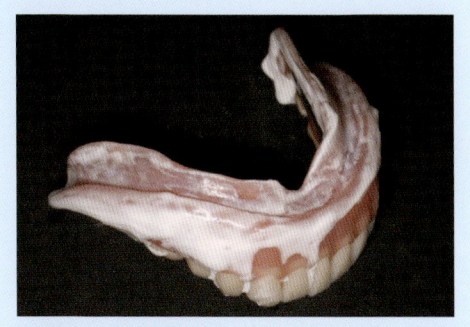

図❺q 完成義歯の辺縁封鎖。フィットチェッカーにて適合試験を行う。下顎は顎堤が吸収し、ほとんど可動粘膜の状態にもかかわらず、吸着のよい総義歯を製作することができた

2）インプラントオーバーデンチャーの普及

　無歯顎者において、痛くなく、よく噛めて、動きの少ない総義歯を製作することは、歯科医師にとって至難の業です。そして、少しでも多くの患者さんに満足してもらえるよう、私たちは義歯治療の技術習得に励んでいます。

　しかし、そのことは、多くの患者さんの犠牲と苦痛で成り立っているといわざるを得ません。総義歯での対応が難しい場合には、患者さんに長期間苦痛を強いる前に、IODを検討する必要があります。従来の総義歯で十分満足が得られる患者さんには総義歯で対応し、それが難しい患者さんにはIODで対応することも考慮すべきです（図6）。

> 顎堤の条件もよく義歯に適応している症例　←→　顎堤の条件が悪くQOLも低下している症例
> 　　　　　　　　　　　　総義歯　←→　IOD

無歯顎難症例に2-IODで対応した症例

患者：61歳、女性
主訴：総義歯の製作希望
現症：上顎のみ義歯を使用。下顎は製作するも動いて噛めないため使用せずに、既に廃棄

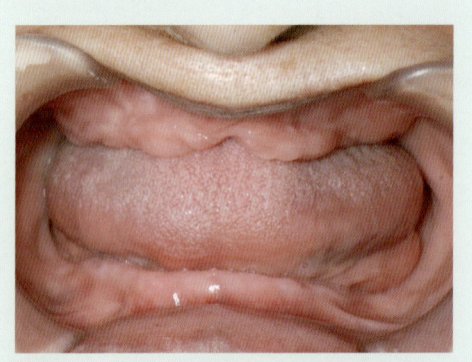

図❻a　上下顎無歯顎患者の正面観

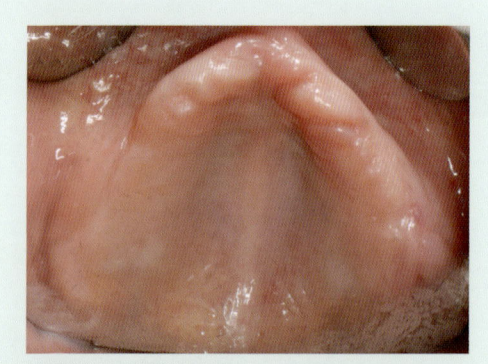

図❻b　上顎の顎堤はV字型であるが、上顎の義歯をさほど違和感なく使用していた

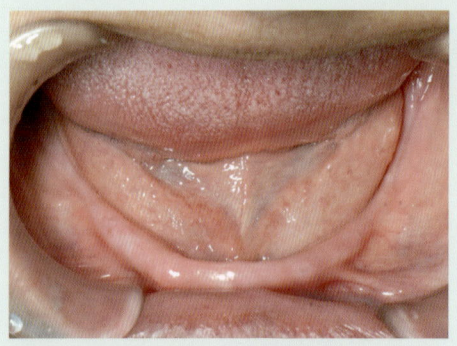

図❻c　下顎前歯部の顎堤は高さがあるが、臼歯部の顎堤は吸収し、咀嚼粘膜は少なく、ほとんど可動粘膜となっている。今までは、下顎総義歯を製作しても使用できなかった

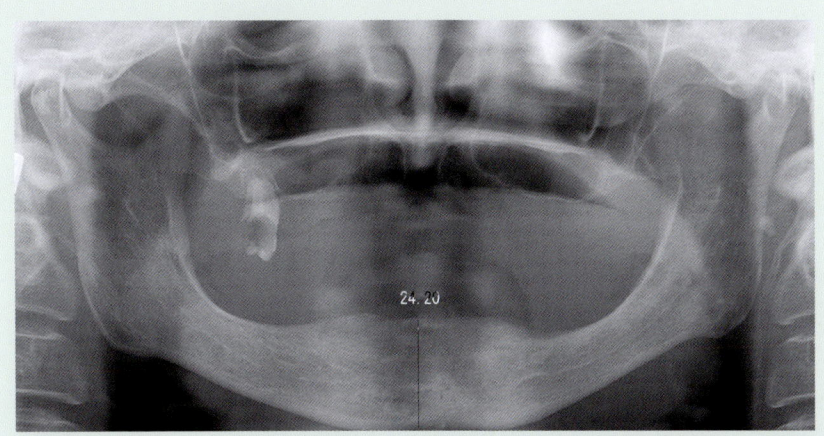

図❻d 初診時のパノラマX線写真。上顎に残根があるが、後に抜歯し、上下顎無歯顎となった。下顎前歯部の顎骨の吸収は少ないが、臼歯部は吸収している

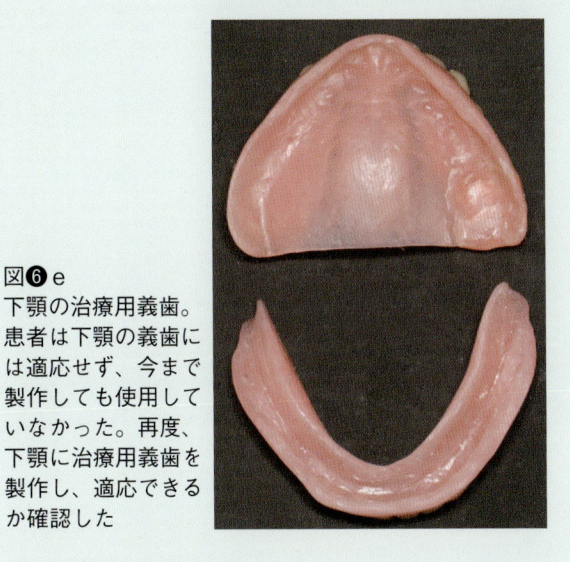

図❻e
下顎の治療用義歯。患者は下顎の義歯には適応せず、今まで製作しても使用していなかった。再度、下顎に治療用義歯を製作し、適応できるか確認した

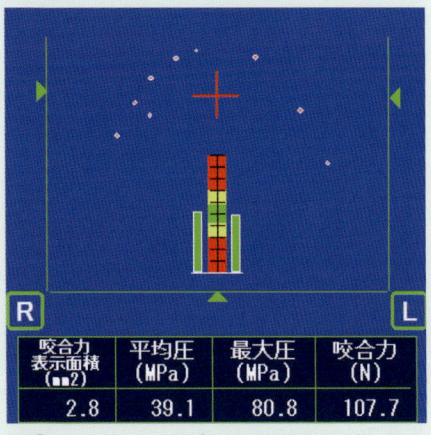

図❻f デンタルプレスケール。デンタルプレスケールの咬合力集中域（図中：＋）は、歯列全体の咬合力の中央を意味する。術前に上顎のみ総義歯を装着し、下顎の前歯部顎堤で咀嚼していたため、前噛み習慣がついていたと推測できる

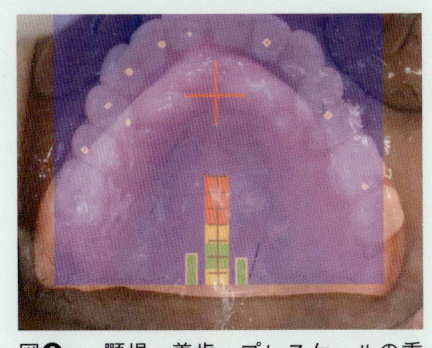

咬合力表示面積(mm²)	平均圧(MPa)	最大圧(MPa)	咬合力(N)
2.8	39.1	80.8	107.7

図❻g 顎堤、義歯、プレスケールの重ね合わせ。下顎の治療用義歯を使用し始めたが、上顎の総義歯が外れると訴えた。上顎はV字型の顎堤であり、人工歯は歯槽頂より前方に排列される。前噛み習慣がある限り、どのような咬合接触様式を与えても、義歯は安定しない

図❻h 総義歯 vs IOD。下顎の顎堤も吸収しており、かつ総義歯に適応していないため、IODを計画

		顎堤の状態			過度の吸収
		良	普通	悪	
	顎骨の高さの目安	28mm以上	21〜28mm	21mm未満	埋入不可
義歯に対する適応力	あり	総義歯	総義歯	総義歯/IOD	総義歯
	普通	総義歯	総義歯/IOD	IOD	総義歯
	低下	ボーンアンカードBr/IOD	IOD	IOD	総義歯

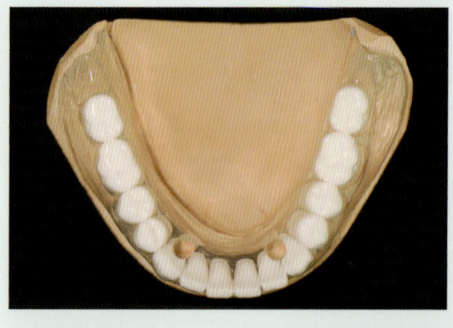

図❻i 診断用ステント。X線造影性のある人工歯（SR Vivo TAC/Ivoclar Vivadent社製）を使用したステントを製作し、これを装着した状態でコーンビームCTを撮影した

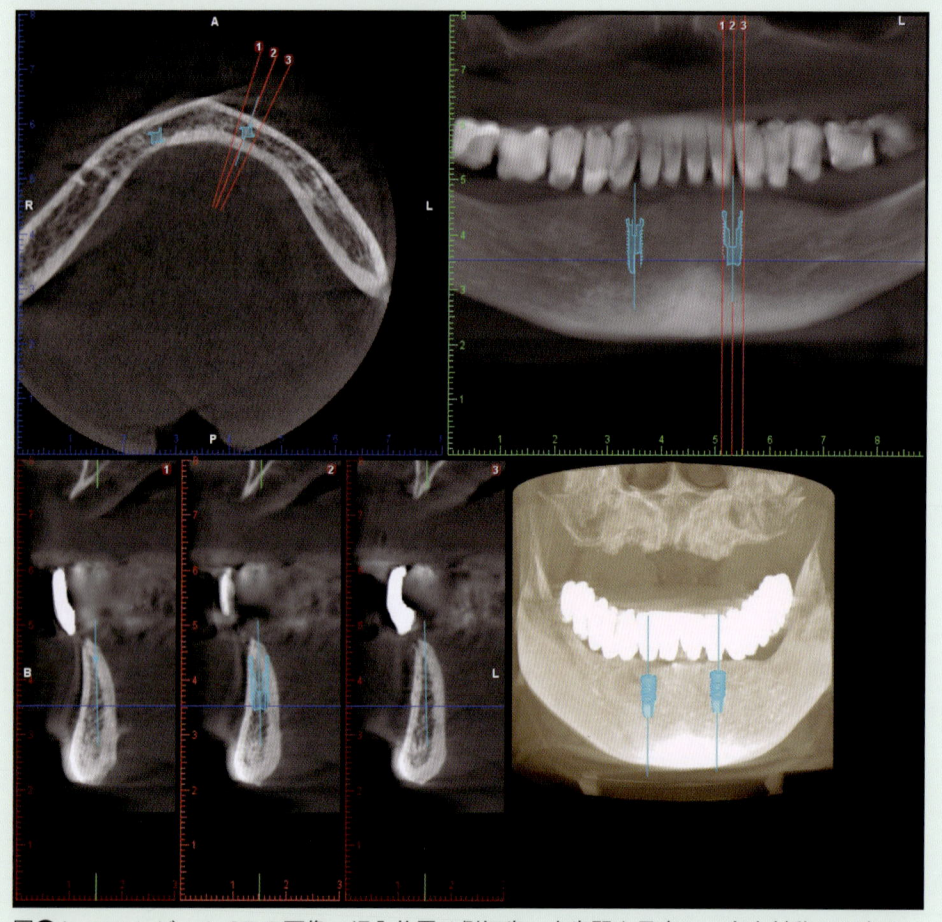

図❻j コーンビームCTの画像。埋入位置は側切歯、犬歯間を目安に、左右対称に2本のインプラントを埋入する計画を立てた

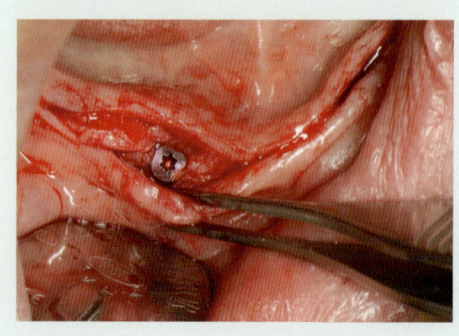

図❻k 前歯部の歯槽頂切開を行い、2本のインプラントを埋入。インプラント手術は2回法とし、縫合する

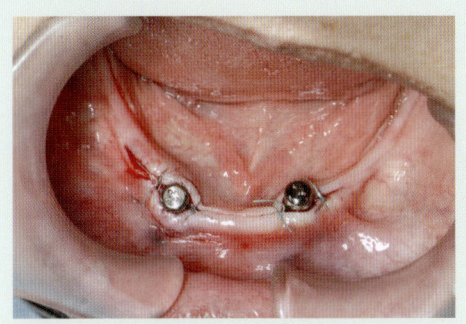

第4章　義歯治療の今までとこれから

図❻l　二次オペ。ヒーリングアバットメントを装着し、義歯をティッシュコンディショナーを用いて修理した。ヒーリングアバットメントだけでも、総義歯の安定は格段によくなる

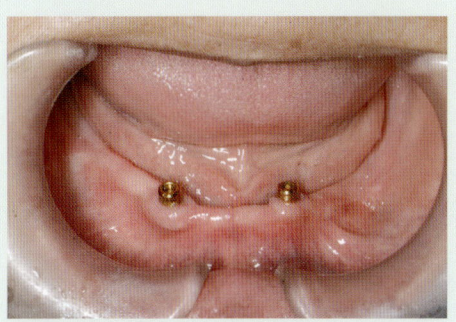

図❻m　ロケーターアタッチメントを装着。連結せずに単独で使用するロケーターを使用。既製品のアバットメントをインプラントに固定し、維持装置を義歯に装着することで、維持力を発揮する（歯肉縁上1.5mm出す）

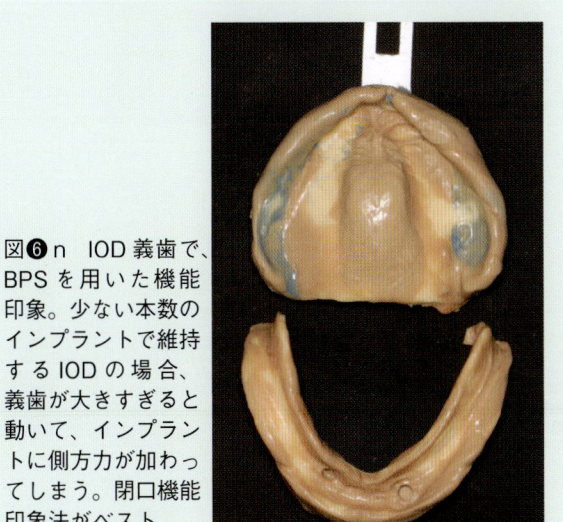

図❻n　IOD義歯で、BPSを用いた機能印象。少ない本数のインプラントで維持するIODの場合、義歯が大きすぎると動いて、インプラントに側方力が加わってしまう。閉口機能印象法がベスト

図❻o　ゴシックアーチ描記法。水平的な下顎位はゴシックアーチ描記法が視覚的にわかりやすい。アペックスとタッピングポイントのずれがわずかであれば、タッピングポイントで下顎位を採得する

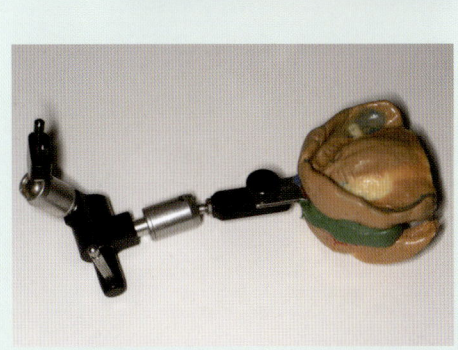

図❻p　フェイスボウトランスファー。BPSでは、ゴシックアーチ描記と同時にフェイスボウトランスファーが可能である

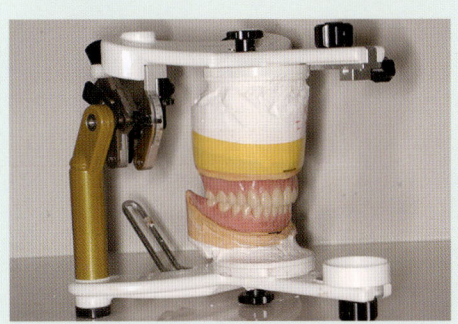

図❻q　フェイスボウトランスファーを元に、半調節性咬合器に模型を装着

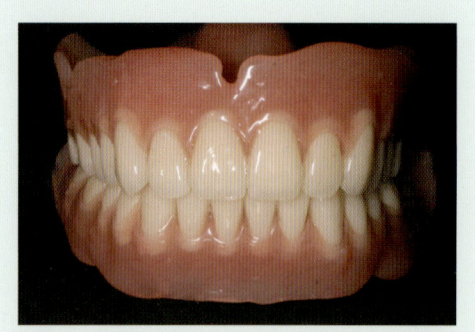

図❻r　義歯の完成。上顎は総義歯、下顎は2-IODとした。イボカップシステムでの重合により、精度の高い義歯が製作できる

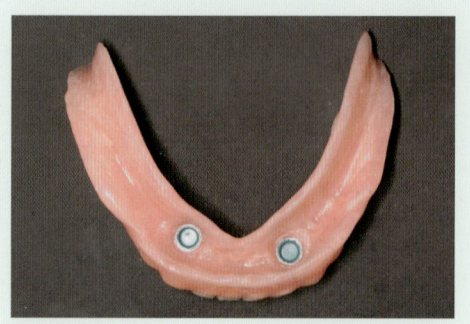

図❻s　ロケーターを義歯に装着。メタルハウジングの中にナイロン製維持装置があり、交換することで維持力の調製が可能である

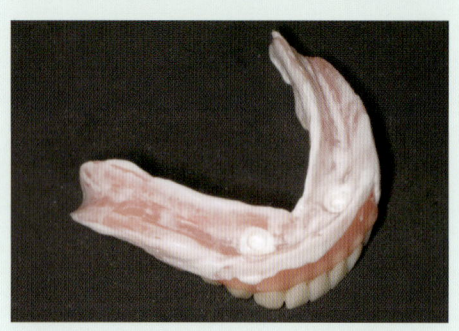

図❻t　IODの機能に調和した義歯床縁形態。印象採得時、オーバーアクションで機能運動をしているので、総義歯に比べ、シャープな床縁形態となる

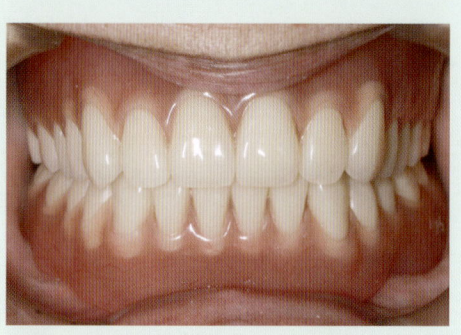

図❻u　口腔内に装着した上顎総義歯と下顎IOD。下顎がIODにより動きが少なくなり、臼歯部での咀嚼習慣（奥噛み）が安定すると、上顎の総義歯の吸着もよくなる

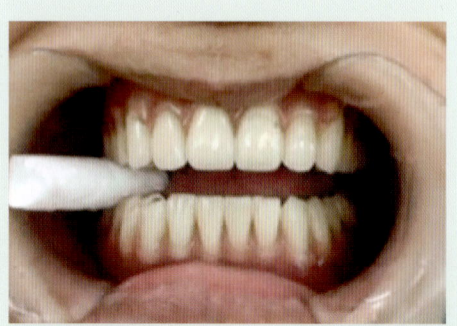

図❻v　片側性バランス

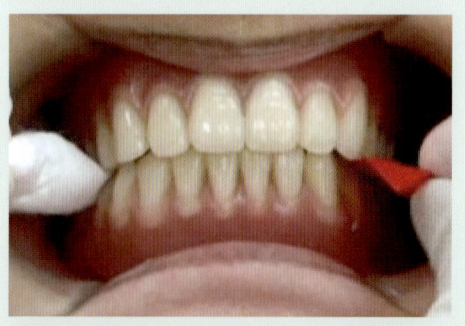

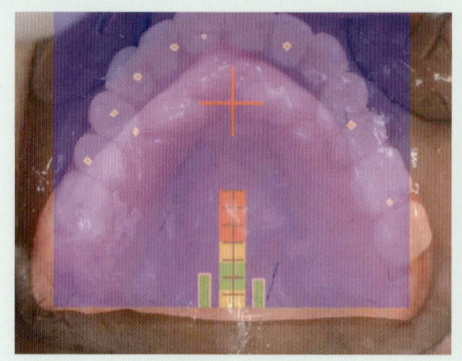

図❻w　両側性バランス

総義歯（術前）

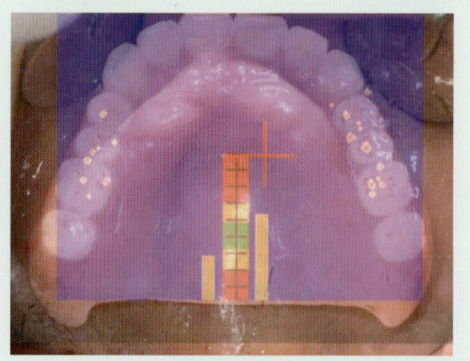

IOD（術後）

図❹x　安定した奥噛み。術前は咬合力の集中域（図中：＋）が前方へ位置していたが、IODを装着し、安定した奥噛み習慣が達成できると、集中域も後方へ移動した

3）CAD/CAMの普及

CADは、コンピュータ支援設計（Computer Aided Design）とも呼ばれ、コンピュータを用いて設計をすることをいいます。あるいは、コンピュータによる設計支援ツールのことです（CADシステム）。人の手によって行われていた設計作業をコンピュータによって支援し、効率を高めるという目的からきた言葉です。

CAMは、コンピュータ支援製造（Computer Aided Manufacturing）の略語です。製品の製造を行うために、CADで作成された形状データを入力データとして、加工用のNCプログラム作成などの生産準備全般をコンピュータ上で行うためのシステムであり、出力されたデータは、CNC化された工作機械に送られて実際の加工が行われます。

歯科の分野では、クラウンやインレーを製作する際、セラミックスをCAD/CAMで削合し、加工する方法が普及しています。近年は、IODのバーアタッチメントにおいてチタンやコバルトクロム合金を加工する方法が急速に進歩しました。

多数のインプラント上部構造を連結する場合、製作する技工物が大きく、わずかな誤差が大きな不適合に繋がります。そのため、すべての適合をパッシブフィットですべて連結することはとても困難でした。ところが、印象さえ正確に採得できれば、ろう着ではできないレベルの精度をCAD/CAMでは出すことができます（図7）。

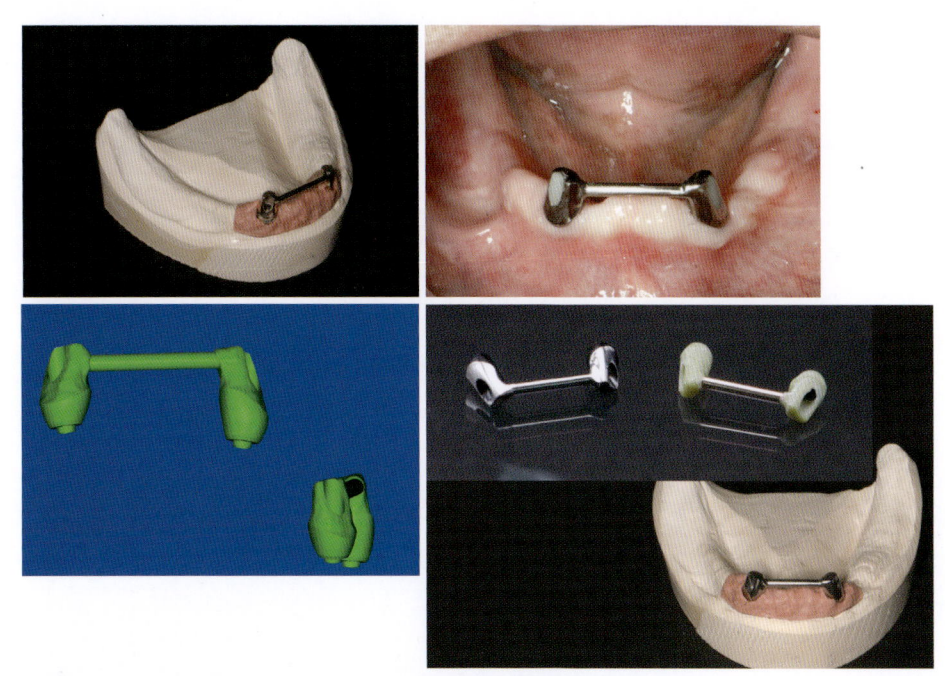

図7a　チタン製CAD/CAMバー。下顎での2-IODにおけるバーアタッチメント

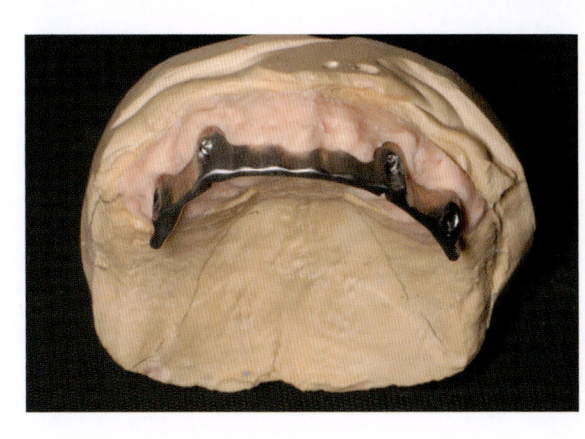

図7b　CAD/CAMミリングバー。上顎ではバーで連結する機会は多い。本数も4～6本と多く、距離も離れるとわずかな誤差が大きな不適合になる。CAD/CAMではこのような症例でも、素晴らしい適合が得られる

3. 超高齢社会における可撤式義歯のメリット

1）可撤式義歯の需要拡大

　無歯顎患者においてたくさんの本数を埋入したボーンアンカードブリッジは、機能回復に優れることがわかっています。しかし、日本のような超高齢社会においては、逆に可撤式義歯の需要が高まっています．

　近年、インプラント補綴も普及していますが、将来、患者さんの欠損がすべてインプラントに置き換わるとは考えられません。また、固定式のインプラント補綴に比べ、可撤式義歯は外して清掃できるという大きなメリットがあります。

　10年先をみても、可撤式義歯の需要は大きいと推測できます。更に、患者さんの要望も高まり、より高機能な義歯が求められています。これからの義歯治療において確実に機能向上が図れるIODは、重要な治療オプションとなるでしょう。

2）過去に埋入されたインプラントを再利用した義歯の増加

　過去にインプラントを埋入し、固定性上部構造を装着した患者さんも、残存歯の喪失とともに可撤式義歯で再修復をする必要が出てきます。特に患者さんも高齢になると、全身疾患等でインプラントの再埋入ができないことも多くなります。そのような場合には、上部構造を撤去し、オーバーデンチャーの補綴をすることで、以前のインプラントを有効利用することができます。

　加齢とともに失われた歯槽部の形態を、義歯床にて回復することができ、また、不適切な埋入位置の問題も義歯床と人工歯排列により補正することが可能です（図8）。

過去に埋入されたインプラントを再利用した症例

患者：67歳、女性
主訴：すべての歯が動揺し、うまく噛めない

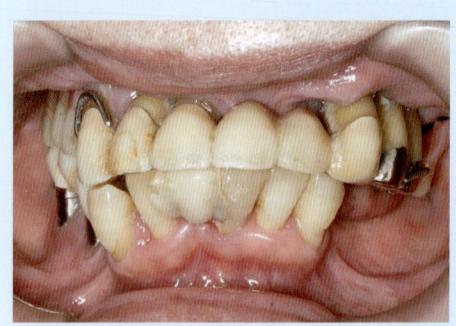

図❽a　初診時の正面観

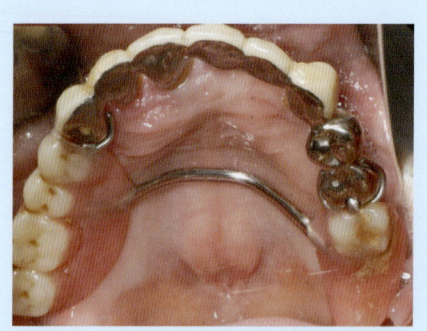

図❽b　初診時の上顎咬合面観。前歯のブリッジは大きく動揺している

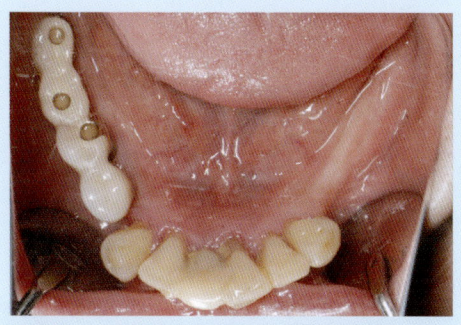

第4章　義歯治療の今までとこれから

図❽c　初診時の下顎咬合面観。右下は20年以上前にインプラントを埋入している。患者は左下にもインプラントを埋入し、固定式のブリッジを希望

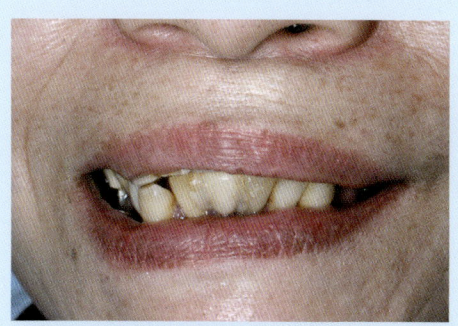

図❽d　初診時の顔貌所見。歯周疾患で歯は移動し、審美障害を訴えていた

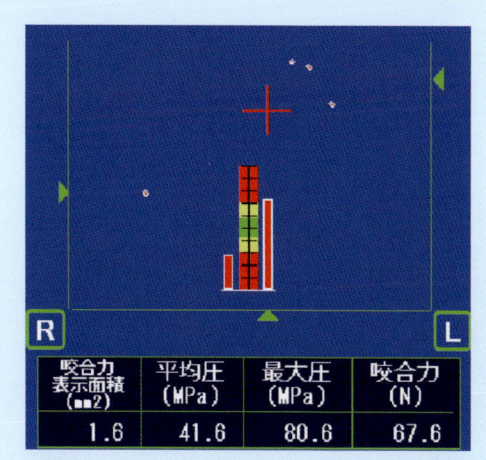

咬合力 表示面積 (mm2)	平均圧 (MPa)	最大圧 (MPa)	咬合力 (N)
1.6	41.6	80.6	67.6

図❽e　デンタルプレスケールによる有歯顎での咬合力平均値は、女性で約800Nである。使用している義歯を装着した状態での咬合力は低く、ほとんど噛めない状態であった

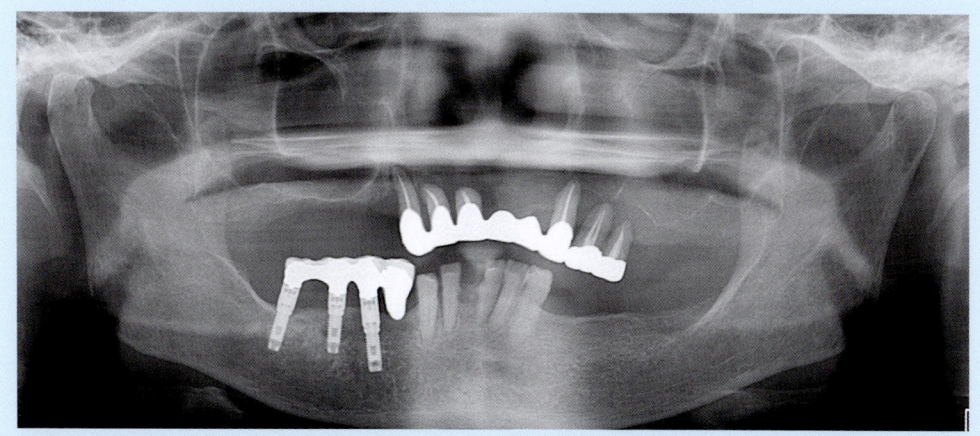

図❽f　初診時のパノラマX線写真。すべての上顎残存歯は支持組織を喪失し、抜歯となった。顎関節の吸収、変形はわずかで、顎関節症状もなかった

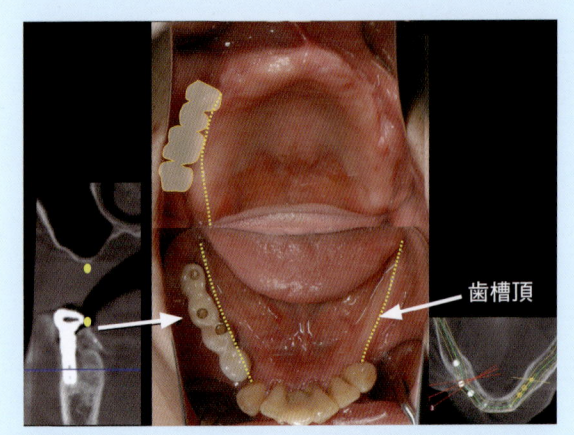

図❽g　埋入してあったインプラント。コーンビームCTでみると、埋入してあったインプラントは歯槽頂から頬側へかなり外れていることがわかる。それに伴い上部構造も頬側に位置し、対合する義歯の人工歯は、歯槽頂よりかなり頬側に排列されてしまう

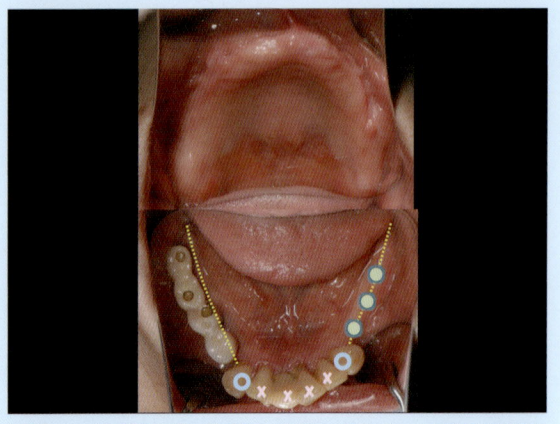

図❽h　治療計画。患者の希望を考慮し、上顎は総義歯、下顎は左下にインプラントを埋入し、固定式ブリッジに。前歯は左右の犬歯にてブリッジ、右下は以前のインプラントをそのまま利用する計画を立てた

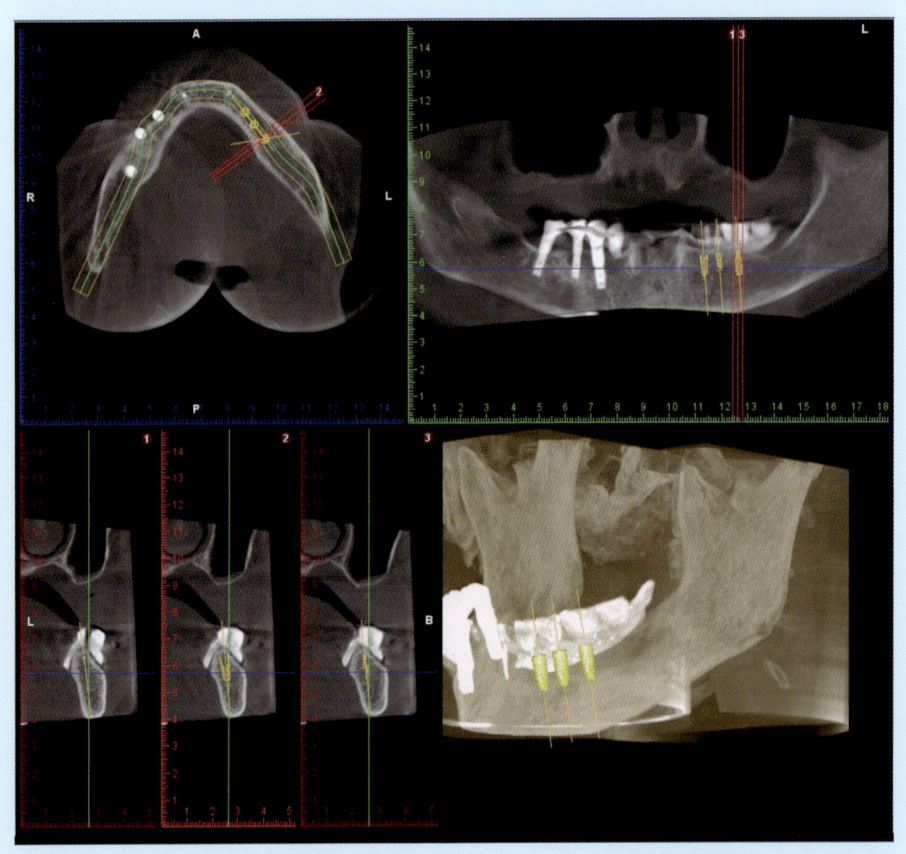

図❽i　コーンビームCTの撮影。左下に3本のインプラント埋入を計画

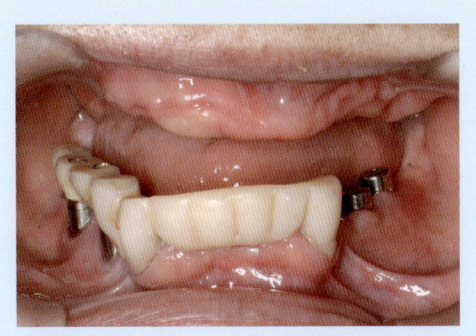

第4章　義歯治療の今までとこれから

図❽j　既に装着されていた右下のインプラントブリッジ。かなり頬側に埋入されていることがわかる

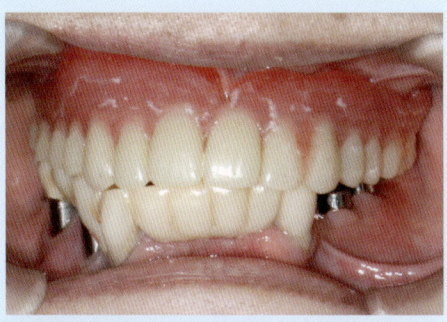

図❽k　上顎の治療用義歯。上顎の総義歯は安定が悪く、咬むと容易に外れてしまう

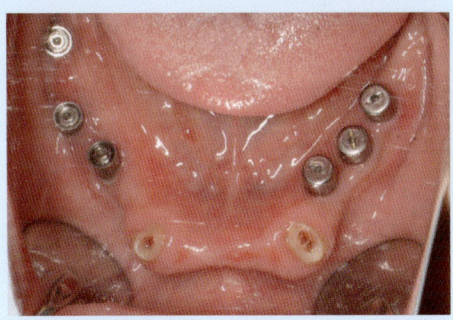

図❽l　下顎の顎堤。治療途中で右下の上部構造が脱離した

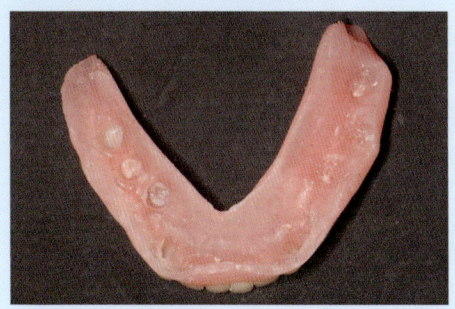

図❽m　下顎はIODへ治療方針変更。固定式ブリッジの予定であったが、可撤式の仮義歯で様子をみる。患者は可撤式を希望

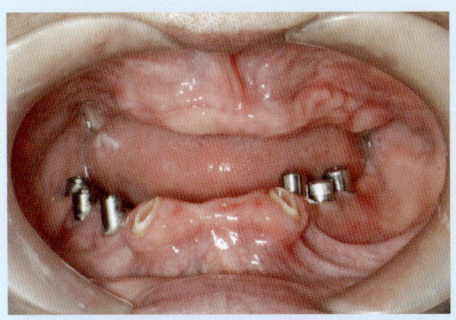

図❽n　上下顎の顎堤の関係。右下インプラントはかなり頬側に埋入されており、右側で噛むと上顎総義歯が外れるのはうなずける

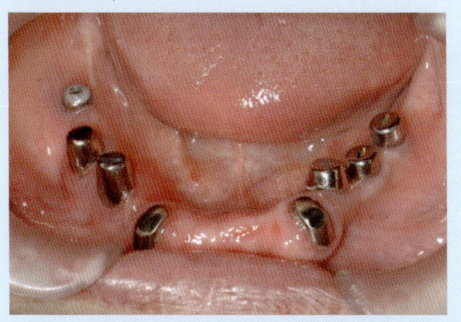

図❽o　支持を目的とした内冠形態のアタッチメントを装着。維持力不足に対応できるよう、内冠上部にマグネットのキーパーを装着している

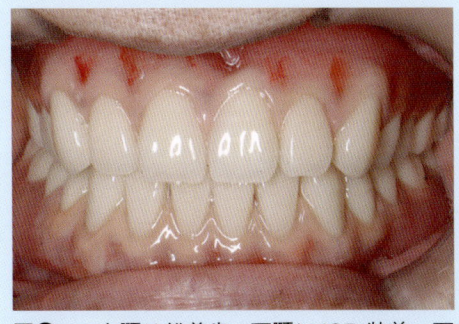

図❽p　上顎は総義歯、下顎にIOD装着。下顎が固定式ではなく可撤式IODになったことで、人工歯排列位置の自由度も増え、審美的かつ安定のよい位置へ人工歯を排列できた

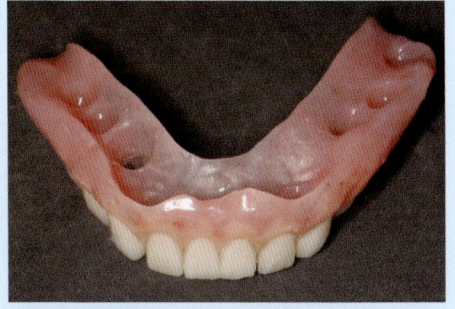

図❽q　多数インプラント支持のIOD。インプラントの役割はほとんど支持であり、義歯床縁形態は総義歯の形態よりも小さく、可撤式ブリッジに近い（p.96参照）

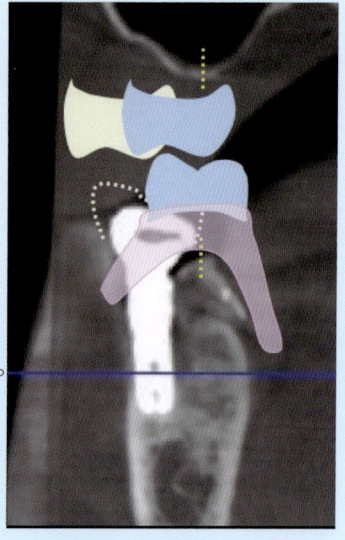

図❽r 人工歯排列の自由度。かなり頬側に埋入されたインプラントでも、IODでは人工歯の排列位置に自由度はある

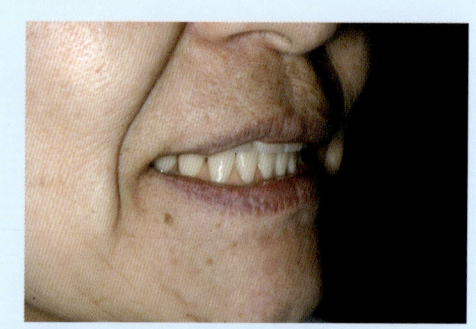

図❽s IOD装着の顔貌所見。患者は固定式に比べ、IODにすることで不自然な口元のしわが取れ、審美的な満足を獲得できた

固定式から可撤式にした患者さんの感想
- 頬側に食渣が溜まらなくなった
- 取り外し式で衛生的
- 口元のしわが取れた
- 治療費も抑えられた

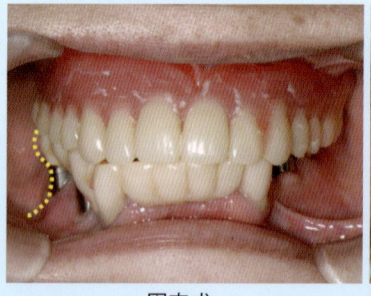

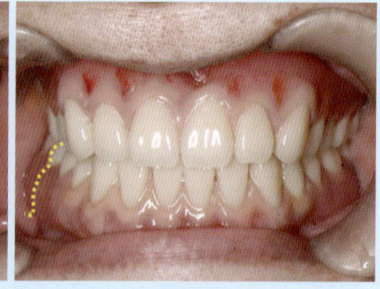

固定式　→　可撤式

図❽t

可撤式にした術者の感想
- 人工歯排列位置の修正が容易（上顎義歯安定に寄与）
- 咬合平面の修正が容易　―┐
- リップサポートの付与が容易　―┘審美的な回復
- 将来、起こり得るトラブルに対し、修理、修正が容易

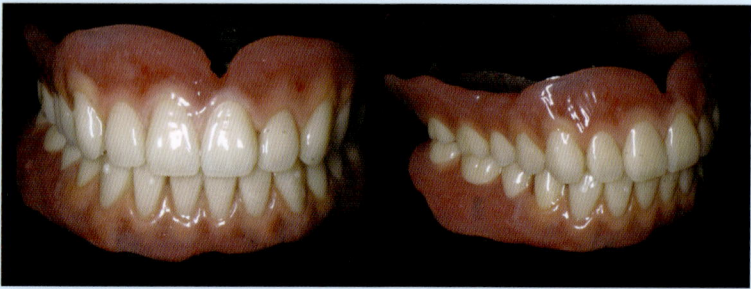

図❽u

第5章

2-IODの新しいコンセンサス

1. JDA Consensus on Mandibular 2-IOD
2. コンセンサス①：義歯治療をベースとすること
   IODの義歯製作法：無歯顎者における上顎総義歯、下顎2-IOD
3. コンセンサス②：安全な外科手術を行うこと
4. コンセンサス③：メインテナンスを徹底すること

1. JDA Consensus on Mandibular 2-IOD

著者が所属するJapan Denture Association（以下、JDA）では、無歯顎患者にIODを適用する場合、上顎は総義歯、下顎は2-IODがスタンダードと考えています。そして治療を行う際は、以下の3項目を遵守することが重要であると考えています。

> コンセンサス①：義歯治療をベースとすること
> コンセンサス②：安全な外科手術を行うこと
> コンセンサス③：メインテナンスを徹底すること

2. コンセンサス① 義歯治療をベースとすること

1）指標
・インプラントは主に維持の役割をもたせ、義歯で支持する
・機能時に動きの少ない義歯を製作するため、吸着義歯の技術を基礎とする
・印象法はBPSのような閉口位を中心とした機能印象を行う
・両側大臼歯部の奥噛みを常に確立させる咬合の管理を行う
・咬合様式は両側性平衡咬合を付与する
・義歯の回転軸とならないよう、インプラントは前歯部に埋入し、アタッチメントには回転許容性をもたせる

2）義歯治療をベースとしたIOD義歯製作の実際
本書での症例は、BPSを用いたIOD義歯製作法を用いています。しかし、BPSを用いなくても、閉口機能印象を行うことで、IODに適した義歯を製作することができます。

●閉口機能印象法
総義歯では少し大きな義歯を製作しただけでも、簡単に義歯が外れ、患者は気づきます。つまり、印象採得のわずかなミスもすぐにわかります。ところが、IODではそのようなミスを、患者も術者も気づかないことがあります。

インプラントにより義歯は外れにくく、動きも少ないため、義歯床が少し長いくらいではすぐにはわかりません。ところが、使用していると粘膜によるわずかな義歯の動きが、長い間にインプラントに外傷力となる可能性があります。

術者が、そのような違いを見極め、機能的な義歯を製作できる技量をもっていれば、どのような印象法を用いても問題ありません。しかし、患者の機能に調和した印象は難しく、IODにおける義歯の印象法は、閉口機能印象法が安全でかつ正確といえます。

●各個トレー製作のための概形印象
閉口機能印象法は、患者が「ウーイー」などと機能運動を行うことで、自動的に印象を採ることができる患者主導の印象法です。一見、簡単なようにみえますが、事前に適切な各個トレーの準備が必要です。特に下顎の印象では、開口位と閉口位ではレトロモラーパッドの形態も異なります。閉口機能印象を正確に採るためには、概形印象を閉口位にて採得することが重要です。

●各個トレーの外形線
・小帯を十分に避ける
・レトロモラーパッドはすべて覆う
・頰側の外形線は外斜線まで伸ばさず、粘膜の反転部までとする。決して長すぎないように
・前歯唇側部はオトガイ筋付着部を半分覆う
・臼歯部舌側は顎舌骨筋線を2～3mm程下まで伸ばし、パサモンティの切痕部で顎舌骨筋線と交わる
・前歯舌側は最大豊隆部までとし、舌小帯を十分に避ける

●各個トレーに盛り込むエッセンス
製作した各個トレーには機能的な粘膜の形態を自動的に採得できるよう、各個トレーにエッセン

スを盛り込むことが重要です。

　IODにおいては、義歯がわずかに大きいだけでも、義歯の動きがインプラントには外傷力となってしまいます。各個トレーの外形線は過長にならないよう注意し、各個トレー試適の際、口腔内でトレーが動かないことを確認します。
①レトロモラーパッドを薄く覆う
②"染谷のすじ"は避けておく
③頬粘膜が寄り添えるよう、頬側後方部は厚くしない
④舌側後方は舌の動きを妨げないよう、わずかに窪ませる
⑤ろう堤は顎堤の中央部に位置し、パッドまでは伸ばさない

　本書の写真は、BPSを用いた咬合床付各個トレーですが、通常のろう堤付各個トレーでも同様です。

● オーバーアクションで機能運動を

　総義歯を装着している際は、舌や口唇を大きく動かすと義歯は外れてしまいます。それを経験している患者は、そのような運動はほとんど行わなくなっています。しかし、総義歯をIODとすることで、舌や口唇を動かしても義歯が外れることがなくなり、そのことが患者に安心感を与えます。それとともに舌や口唇の活動はますます活発になります。

　総義歯のときの機能運動で床縁形態を決定すると、IOD後の機能的な粘膜の動きに追従できず、義歯性潰瘍を作ることを経験します。このことは、将来義歯に加わった力がインプラントには外傷力となる可能性があり、注意を要します。

　機能印象の際は、患者にオーバーアクション気味に十分舌や口唇、頬粘膜を動かしてもらい、IODの機能に合わせた床縁形態となるようにします。

IODの義歯製作法

無歯顎患者における
上顎総義歯、
下顎2-IOD

患者：57歳、女性
主訴：下顎の総義歯が合わない

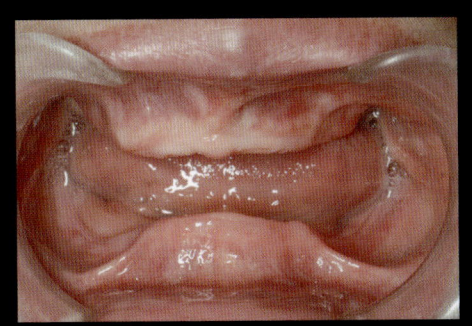

図❶a　上下顎無歯顎患者の正面観

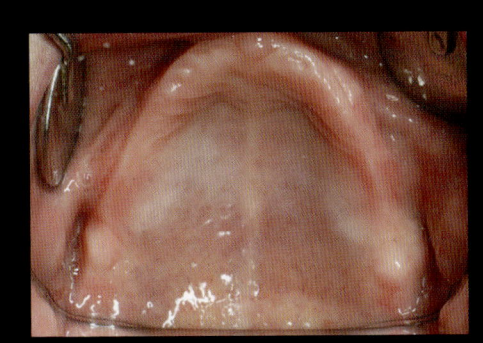

図❶b　上顎の顎堤

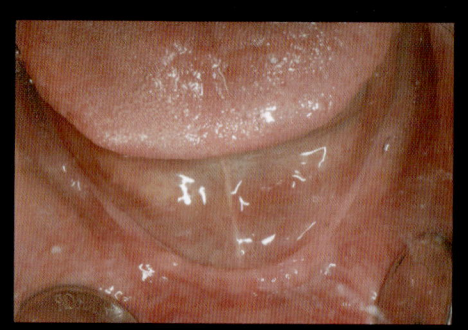

図❶c 下顎の顎堤。顎堤は吸収し、ほとんど可動粘膜となっている

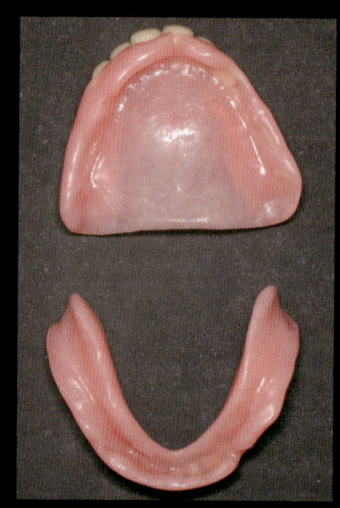

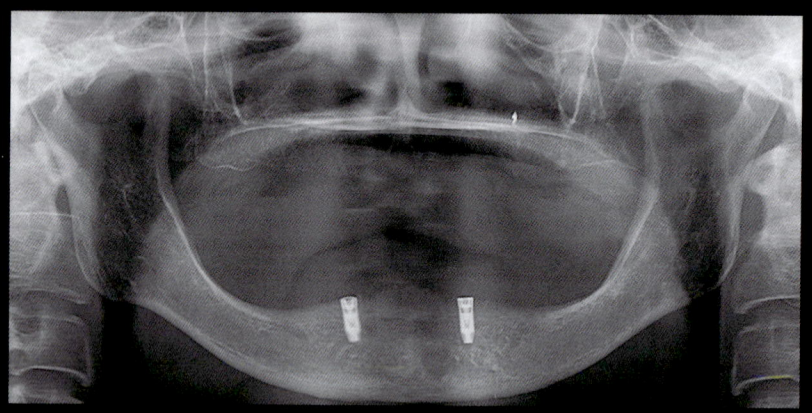

図❶d 使用していた総義歯

図❶e インプラントを2本埋入後のパノラマX線写真

アタッチメント製作

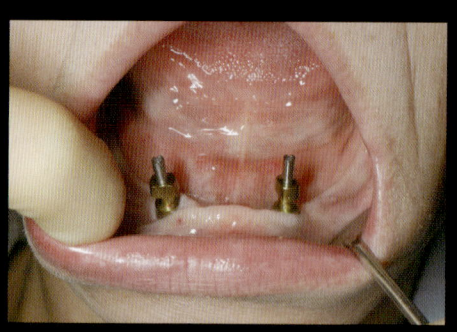

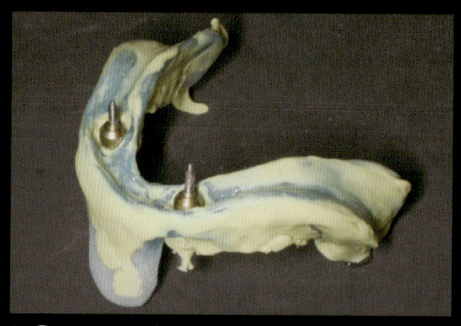

図❶f 印象用アバットメントを装着。2本のインプラントの平行性が悪いため、バーアタッチメントを製作する

図❶g オープントレー法にて印象採得

IODの義歯製作法

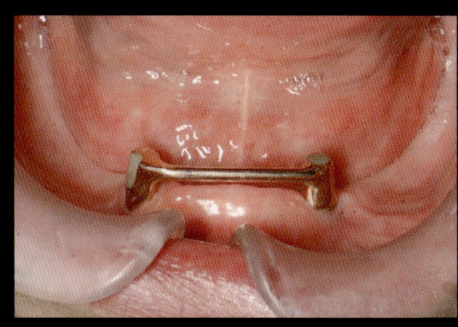

第5章 2-IODの新しいコンセンサス

図❶h

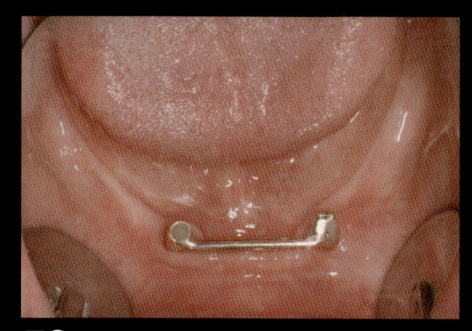

図❶i

図❶hi　バーアタッチメント。バーが顎堤上を走るよう、2本のインプラントは側切歯－犬歯の間を目安にする

2-IODの義歯製作のポイント
1．閉口位にて下顎の概形印象を採ること
2．義歯床周囲粘膜の動きを邪魔しない各個トレーの外形とすること
3．精密印象は、閉口位を中心とした機能印象法をとること

概形印象

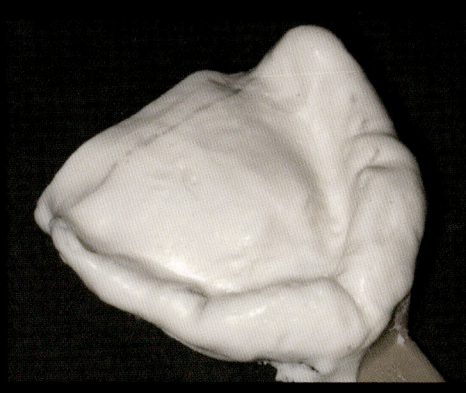

図❶j　上顎の概形印象

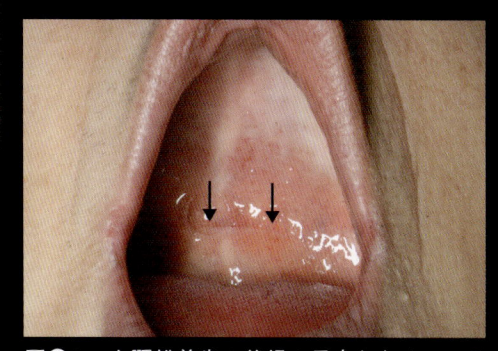

図❶k　上顎総義歯の後縁の目安となるアーラインは、通常患者に「アー」と発音させ、振動する境を確認する。また、患者の鼻をつまみ、鼻に息を吹き込ませ、ノーズブローさせると、軟口蓋が膨らみ（図中→）、硬口蓋との境界が明瞭となる

IODの義歯製作法

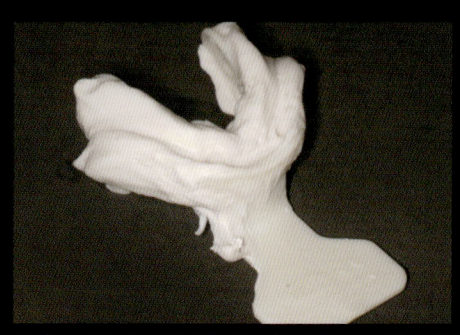

図❶l 下顎の概形印象。精密印象は閉口機能印象を採得するが、正確に採るためには、閉口位における口腔内の形態を概形印象で忠実に採得することが必要である

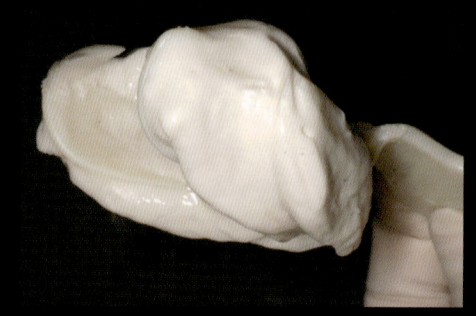

図❶m 下顎の義歯の後方限界。閉口位で概形印象を採得する際、既製トレーでレトロモラーパッドを押しつぶしてしまうことがある。本症例ではフレームカットバックトレー（モリタ）を用いた。パッドの後縁の粘膜の翻転が印象で採れている

各個トレーの外形線

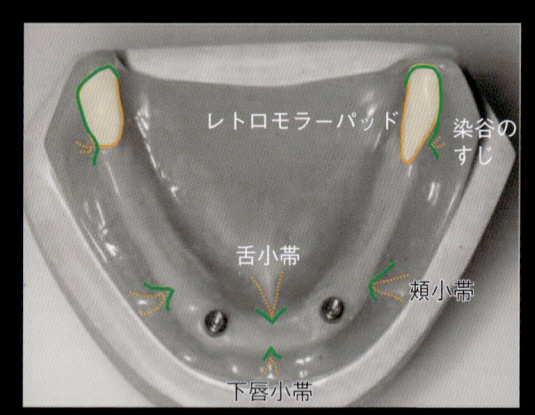

図❷a レトロモラーパッドを覆う

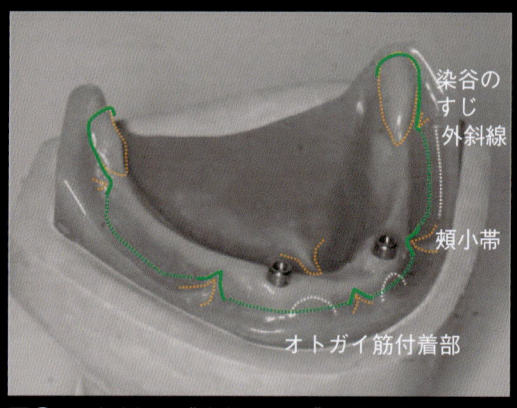

図❷b 頬側は、"染谷のすじ"、頬小帯、下唇小帯を十分に避ける

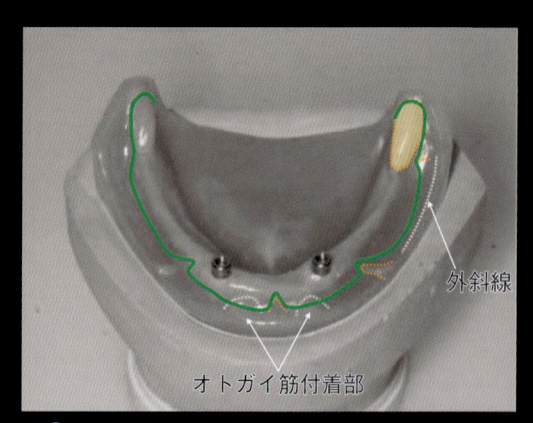

図❷c 頬側は、後方では最深部を通るが、外斜線よりは内側となる。オトガイ筋付着部は、半分覆う

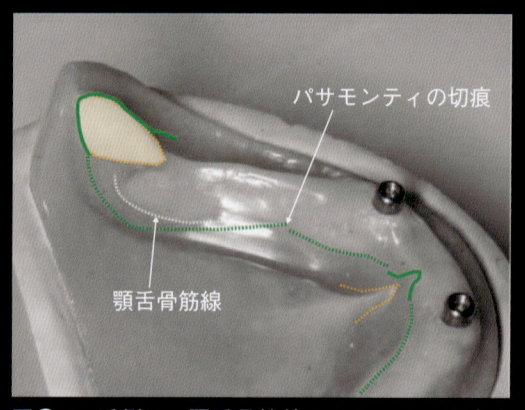

図❷d 舌側は、顎舌骨筋線より2〜3mm下方を通り、パサモンティの切痕で交わる。前歯舌側部は、最大豊隆部までとし、舌小帯は十分避ける

IODの義歯製作法

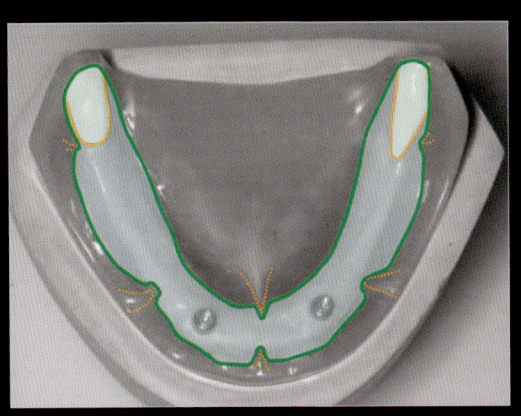

第5章 2-IOD の新しいコンセンサス

図❷e　総義歯と異なりIODでは、装着後、周囲粘膜の動きが活発になるので、小帯などの可動部は十分避ける

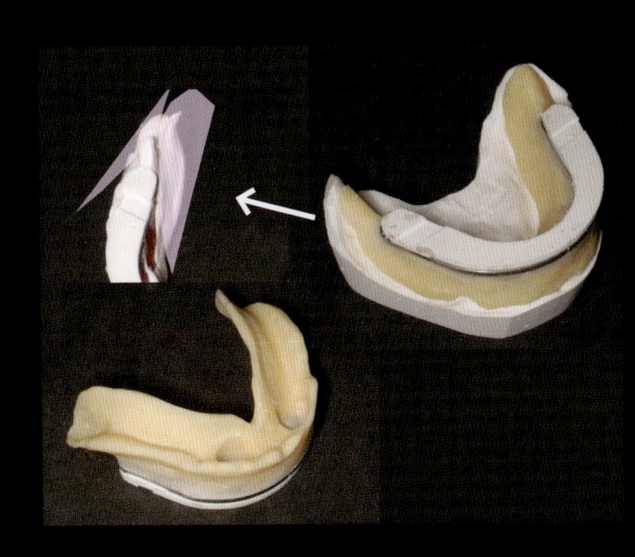

図❷f　各個トレーに必要なエッセンス。閉口機能印象を行ううえで邪魔にならないろう堤部や各個トレーの形にする。後方の封鎖は重要であり、レトロモラーパッドの上は薄くし、頬と舌が寄り添いやすい形とする

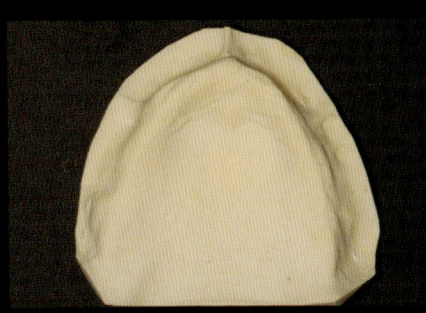

図❸a　上顎のスタディーモデル。上顎結節とアーライン部まで模型で再現されている必要がある。上顎の義歯頬側の床縁付近の粘膜は、機能時に動きが少ない。そのため、印象採得は容易である

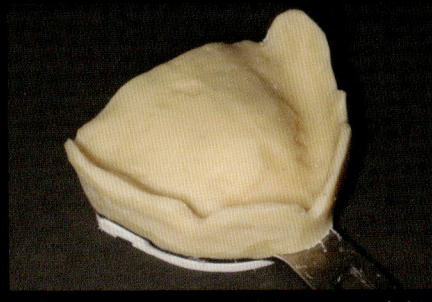

図❸b　上顎のろう堤付各個トレー。各個トレーの外形は、上顎結節、アーライン部が覆われていることを確認する。また、頬小帯、上唇小帯は十分に避けておく

IODの義歯製作法

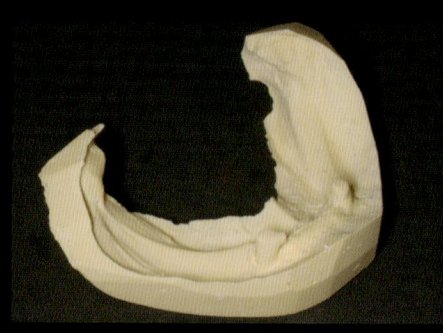

図❸c 下顎のスタディーモデル。レトロモラーパッド、顎舌骨筋線が模型で再現されている必要がある。インプラントのアタッチメントがある場合は、リリーフしておく

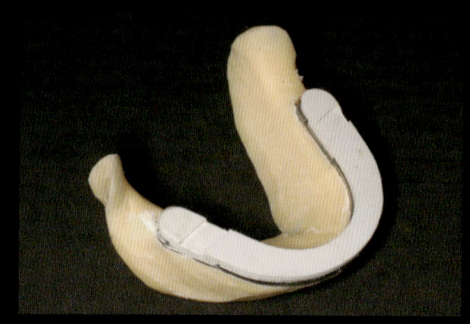

図❸d 下顎の咬合床付各個トレー。各個トレーの外形は、レトロモラーパッドをすべて覆い、顎舌骨筋線を2～3mm超える位置に設定する。頬小帯、舌小帯、下唇小帯は十分に避け、頬側外形線も決して長すぎないよう注意する

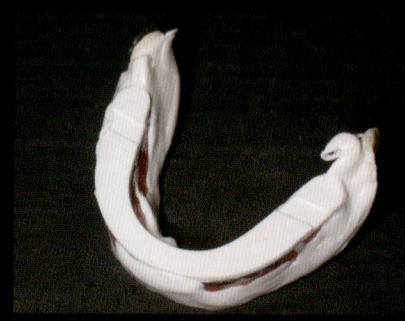

図❸e 各個トレー試適。口腔内に試適し、浮き上がる場合は、外形が長すぎるので、削除する。更に、フィットチェッカー等で機能運動させ、床の厚みを確認する

精密印象（閉口機能印象法）

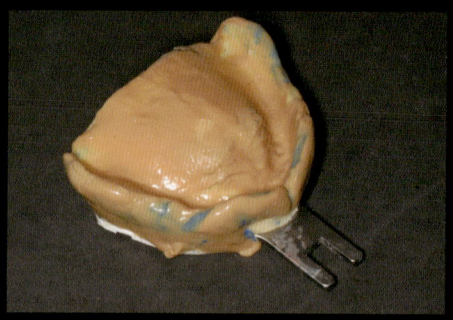

図❸f 上顎の精密印象。上顎の機能印象は、「ウーイーウーイー」と口唇の運動、「アー」と開口、更に、下顎を左右に動かし、筋突起の圧痕をつけることで、上顎結節頬側の床縁の厚みを印記する

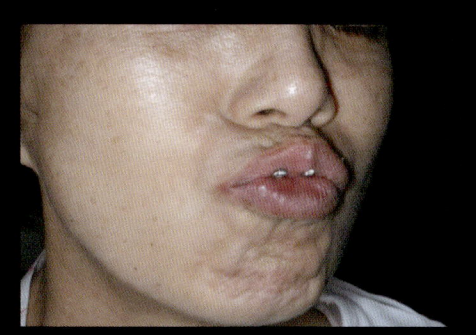

第5章 2-IODの新しいコンセンサス

図❸g　下顎の精密印象。印象材の硬化前に、「ウー」

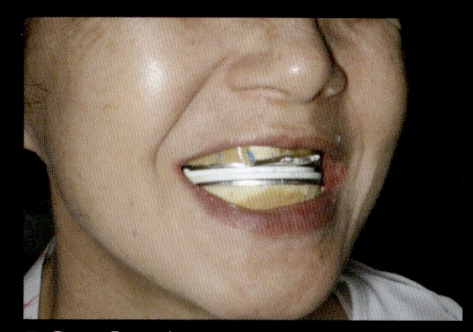

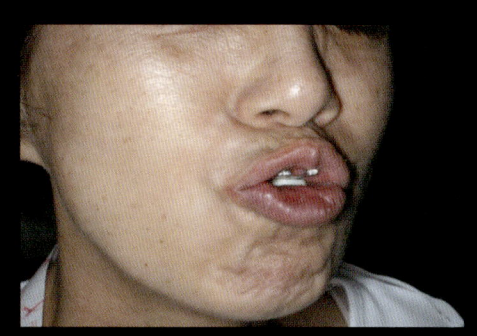

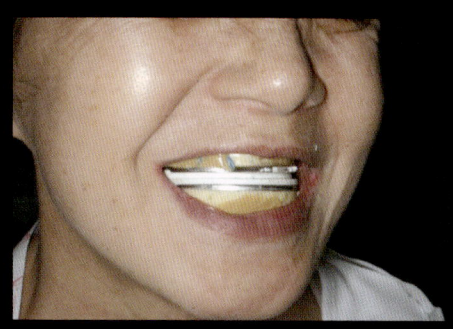

図❸h　「イー」

図❸i　「ウー」

図❸j　「イー」と口唇の運動

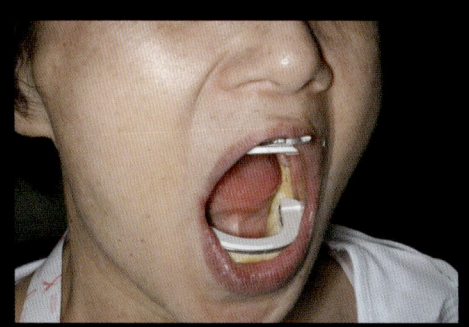

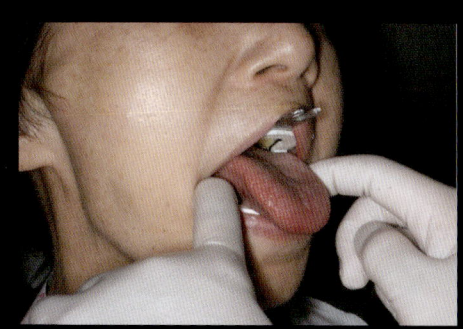

図❸k　「アー」と開口

図❸l　「ベー」と舌を突出

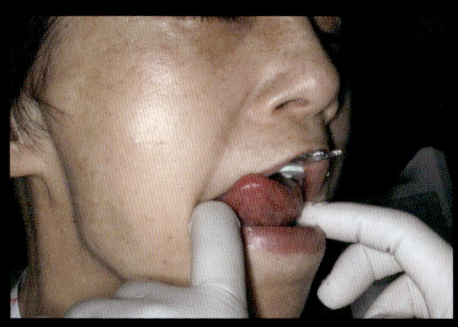

図❸m　"ペロペロ"と上唇を左右に舐めて

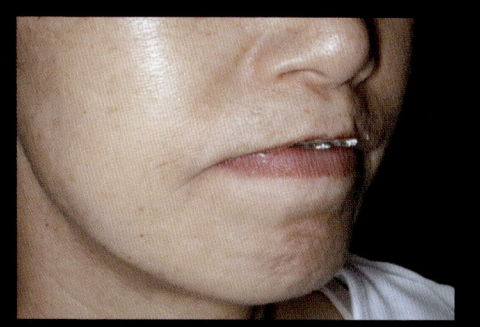

図❸n　"ゴックン"と嚥下動作

図❸g〜n　閉口機能印象。下顎の印象時、上顎の咬合床付各個トレーも口腔内に入れた状態で機能運動する。これらの一連の運動を2〜3回行う。総義歯の印象時に比べ、動作を大きく、オーバーアクションで動かすことがポイント。これはIODによる機能向上をあらかじめ保証した床縁形態とし、決して大きすぎる義歯を作らないためである

IODの義歯製作法

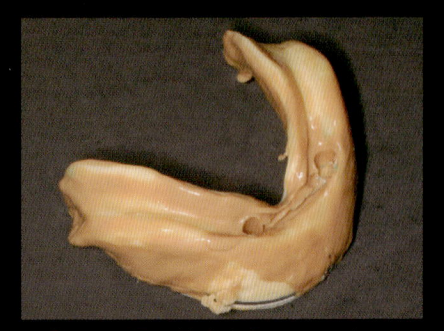

図❸o 下顎の精密印象。オーバーアクションで機能運動した印象の辺縁形態は、総義歯のときに比べ薄く、シャープになる

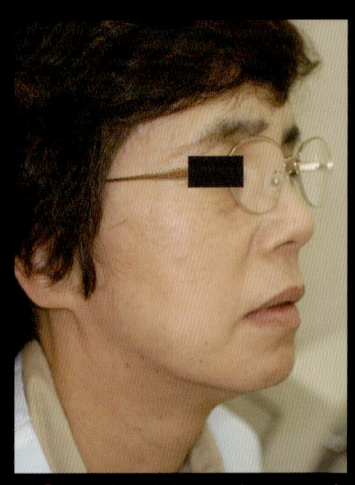

図❸p 咬合高径の評価には、安静位空隙を参考にする。患者にゆっくり開閉口を行わせ、閉口時に上下口唇が軽く触れる位置を安静位とする

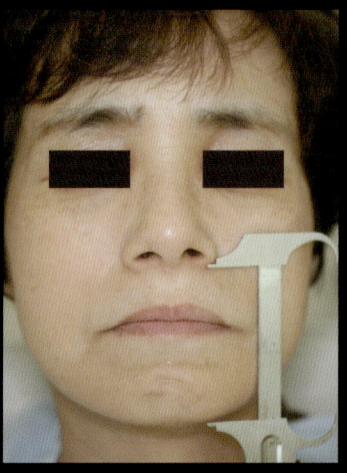

図❸q また、軽く"フー"と息を吹き（エアブロー）、そのときの高径が安静位と一致するか確認する。安静位から3mm減じた高径を、咬合高径とする。同時に、顔貌所見や患者の感想、旧義歯の高径など、複数の指標を総合的に判断する

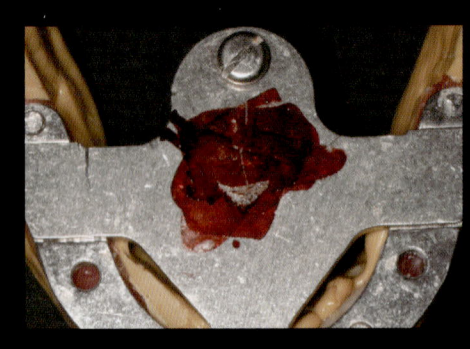

図❸r ゴシックアーチ描記法。水平的な下顎位の決定には、ゴシックアーチ描記法が客観的に把握しやすい。アペックスとタッピングポイントが一致すれば、その位置を下顎位とする。一致しない場合で距離が離れ安定しないときには、治療用義歯で下顎位が安定するまで経過をみたほうがよい。距離が1〜2mmの範囲であれば、タッピングポイントを習慣性下顎位とする

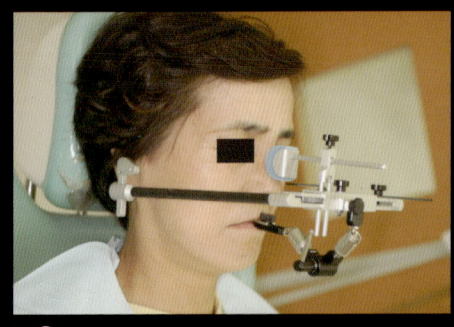

図❸s

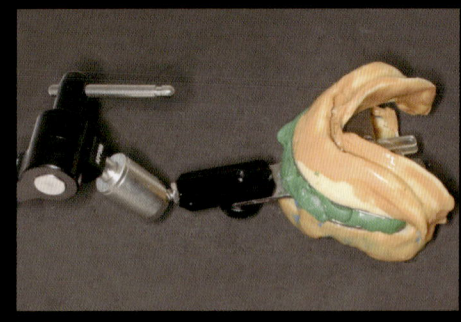

図❸t

図❸st フェイスボウトランスファーにより、頭蓋に対する上顎の位置を再現したほうが、顆路角など平均値を適用する場合でも誤差は少なくなる。両側性平衡咬合を咬合器上で付与するうえでも有利となる

IODの義歯製作法

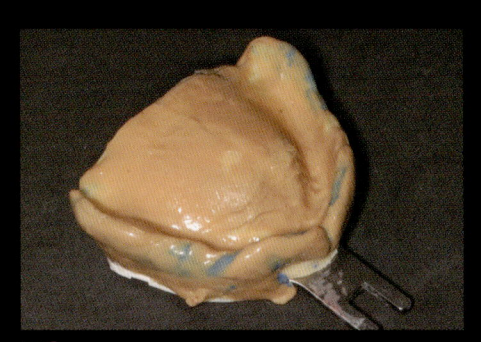

第5章 2-IODの新しいコンセンサス

図❸u

図❸v

図❸uv BPSを用いた閉口機能印象

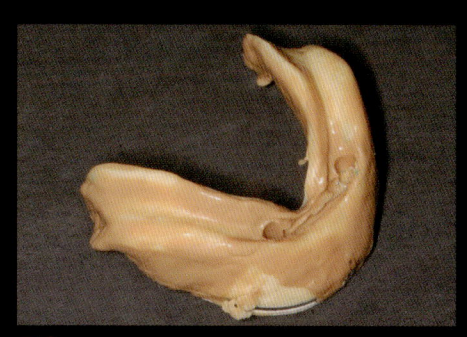

IOD義歯製作

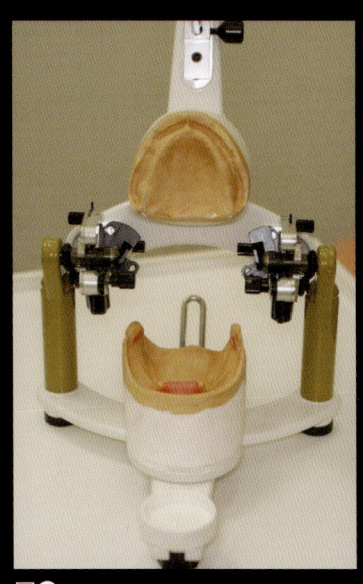

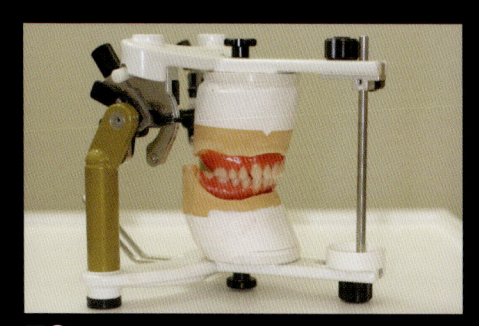

図❹a

図❹b

図❹ab 人工歯排列。両側性平衡咬合が得られるよう、フルバランスまたはリンガライズドオクルージョンにて人工歯を排列する

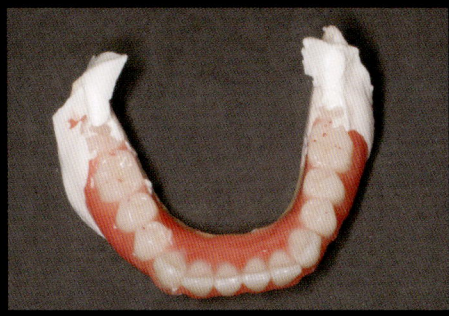

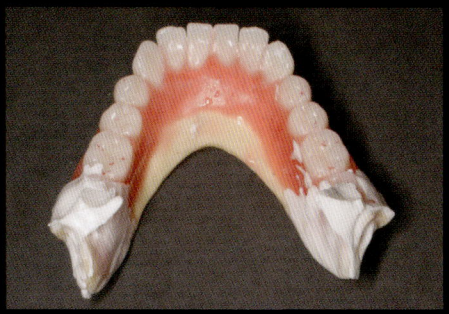

図❹c

図❹d

図❹cd 研磨面の形態。レトロモラーパッドの上を床が薄く覆い、頬粘膜、舌が寄り添い、義歯後方の封鎖が得られているか、フィットチェッカーにて確認する。また、人工歯の排列位置や最後方人工歯が頬粘膜、舌の動きを邪魔していないかを確認する

IODの義歯製作法

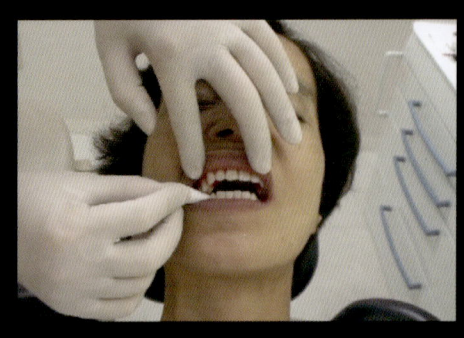

図❹e　転覆試験。ロールワッテを片側で噛み、義歯が転覆するか確認している。片側性バランスを得られるよう、人工歯排列位置を修正する

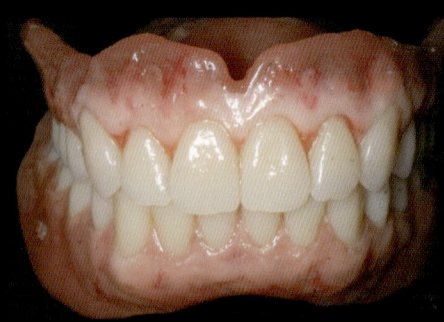

図❹f

図❹g

図❹fg　上顎は総義歯。下顎は2-IOD。患者の年齢や顔貌などを考慮し、人工歯の選択や排列と歯肉のキャラクタライズを行った

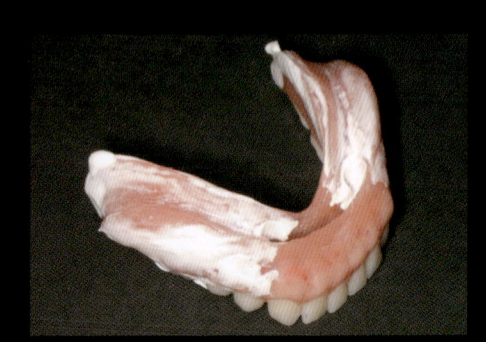

図❹h　セトリング後の下顎の義歯適合状態。義歯完成時には、アタッチメントの維持装置はすぐに装着せずに、義歯のみで1～2週間使用する。義歯床の適合と咬合を調整し、十分に沈み込み（セトリング）、密着した状態で維持装置を義歯に装着する

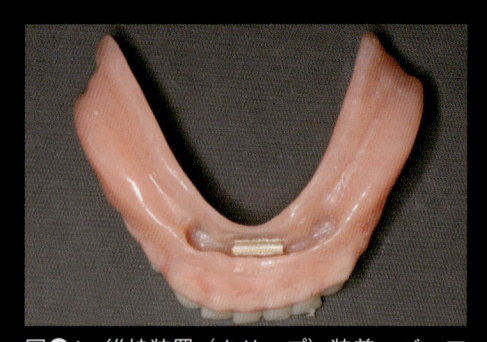

図❹i　維持装置（クリップ）装着。バーアタッチメントでは、既製のクリップが義歯の維持装置となる。十分に義歯が沈み込んだ状態で、クリップを即時重合レジンで装着する。バーの周囲の義歯床は十分にリリーフし、多少の沈下では義歯床がアタッチメントにぶつからないようにする

3. コンセンサス②
安全な外科手術を行うこと

1）指標
・CTを撮影し、サージカルステントを用いて、安全な外科手術を行う
・インプラントの埋入位置は、下顎の側切歯と犬歯の間を基準に、左右対称に2本埋入する

2）Surgical risk

インプラント埋入手術を行う際、多数の死亡事故が海外にて報告されています（**図5**）。死亡に至ってしまった原因は、ほとんどがドリリングの際、舌側にパーフォレーションしたことに起因します。その結果、舌側にある舌下動脈、オトガイ下動脈を損傷し、出血が隙に貯留することで、口腔底や舌が気道を圧迫し、窒息により亡くなってしまいます。海外での報告によると、無歯顎での死亡事故が多いことがわかります。無歯顎においては、ドリリングの際、方向の指標となる歯がないため、三次元的な位置関係が把握しにくく、誤って舌側にパーフォレーションしてしまうことが考えられます。安全に外科処置を行うためには、CTで撮影し、顎骨の形態を十分に把握したうえで、サージカルステントを用いて手術を行う必要があります。

また、出血を開始した時間をみると、ほとんどが手術中ですが、一部4〜6時間後という記載があります。術後6時間くらいは出血のリスクがあると考え、患者さんが帰宅後も異常があれば連絡をいただくとか、あるいは医院からも異常がないか、確認の電話連絡を入れるとよいでしょう。

文献(年)	性別/年齢	インプラント手術の詳細	出血 開始	出血 理由	臨床症状
1986	女/59	1本/部分欠損	4時間後	舌側への穿孔	口腔底挙上、血腫
1990	女/54	5本/無歯顎Fix	4〜5時間後	舌側への穿孔	口腔底挙上、血腫、呼吸困難
1990	男/67	2本/無歯顎IOD	縫合時	―	口腔底挙上、血腫、舌挙上
1993	女/58	3本/無歯顎IOD	6時間後	―	血腫、舌挙上、呼吸困難
1993	女/42	4本/無歯顎IOD	骨整形	舌側への穿孔	口腔底挙上、血腫
1994	女/80	4本/無歯顎	骨整形	舌側への穿孔	口腔底挙上、血腫、呼吸困難
1997	女/69	5本/無歯顎Fix	埋入時	舌側への穿孔	口腔底挙上、血腫、舌挙上
1997	男/72	4本/無歯顎	埋入時	不適切な外科操作	口腔底挙上、出血、血腫、窒息
1999	男/42	2本/部分欠損	30分後	舌側骨膜の損傷	口腔底挙上、血腫、呼吸不全
2000	女/63	即時埋入/部分欠損	縫合時	舌側への穿孔	口腔底挙上、血腫、呼吸困難
2001	女/64	2本/無歯顎	骨整形	舌側への穿孔	口腔底挙上、血腫、呼吸困難
2002	男/50	1本	30分後	舌側への穿孔	口腔底挙上、血腫、呼吸困難
Point		原因は舌側への穿孔　口腔底や舌が挙上し、呼吸困難　術中または少し遅れて（4〜6時間後）出血			

図❺　海外で報告されたインプラント手術の死亡事故。ほとんどの事故がドリリングの際の舌側へのパーフォレーションが原因。動脈を損傷し、内出血により口腔底や舌が挙上し、気道を圧迫、窒息により死に至る。ほとんどが術中の出血であるが、4〜6時間後に起こることもある（Kalpidis CD, Setayesh RM: Hemorrhaging associated with endosseous implant placement in the anterior mandible: a review of the literature. J Periodontol, 75(5): 631-45, 2004. より引用改変）

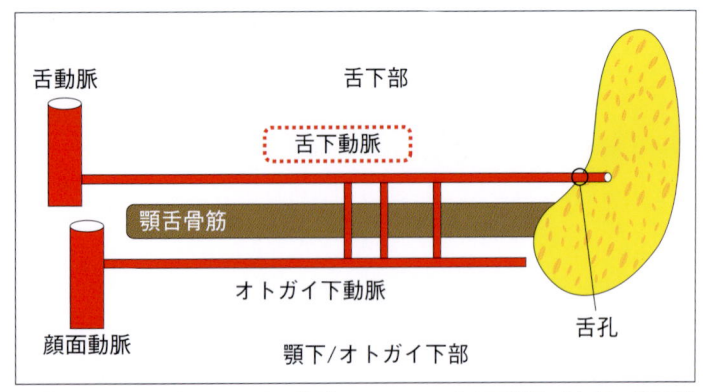

図❻a　顎舌骨筋の上に舌下動脈、下にオトガイ下動脈が走行。舌下動脈は前方で下顎骨内に入る。その部分を舌孔という

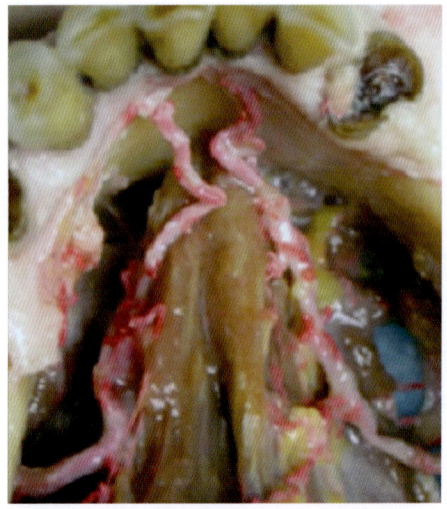

図❻b　舌下動脈の走行。舌下動脈は、小臼歯で一旦、顎骨近くを前方へ走行し、前歯部顎骨の正中付近で骨内に入る（Rosano G, Taschieri S, Gaudy JF, Testori T, Del Fabbro M: Anatomic assessment of the anterior mandible and relative hemorrhage risk in implant dentistry: a cadaveric study.Clin Oral Impl Res, 20: 793, 2009. より引用）

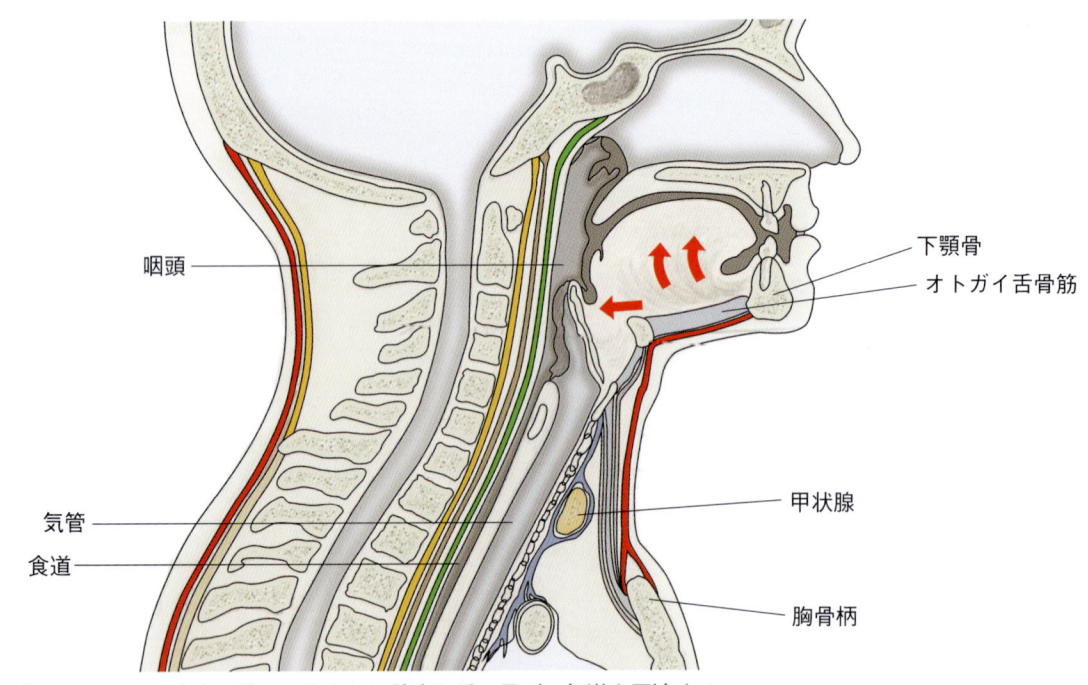

図❼　出血による窒息。隙への出血は口腔底と舌へ及び、気道を圧迫する

3）安全な外科処置のために必要な解剖の知識

●舌下動脈とオトガイ下動脈

　下顎骨内側には太い動脈が存在するため、注意が必要です。顎舌骨筋の上方に舌下動脈、下方にオトガイ下動脈が連絡し合いながら前方に走行します。この動脈を損傷するとかなりの出血量を伴い、また、インプラント手術では開放創ではなく酸素の触れない隙での出血があり、血液が凝固しにくい環境になります。

　舌下動脈、オトガイ下動脈を損傷し出血すると、その血液は隙に溜まり、舌や口腔底を挙上し、気道を圧迫します。その結果、窒息にて死に至ることが、過去のインプラント手術に伴う死亡事故では、多数報告されています（図6～9）。

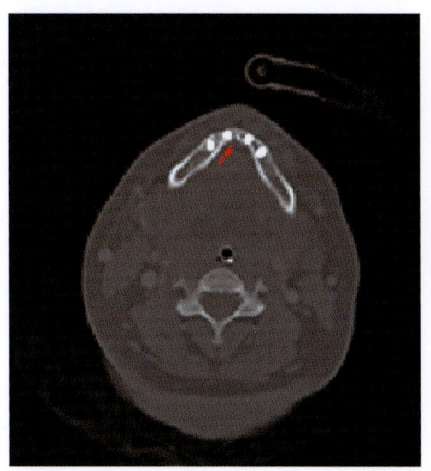

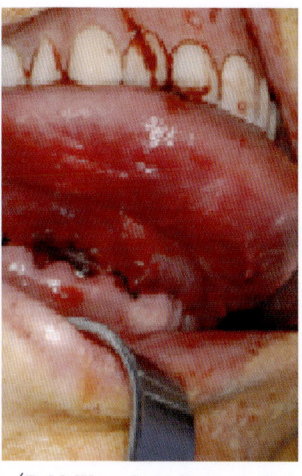

第5章　2-IODの新しいコンセンサス

図❽a　海外の論文で報告された死亡事故（B M Woo, S Al-Bustani, B A Ueeck: Floor of mouth haemorrhage and lifethreatening airway obstruction during immediate implant placement in the anterior mandible. Int J Oral Maxillofac Surg, 35: 962, 2006. より引用）

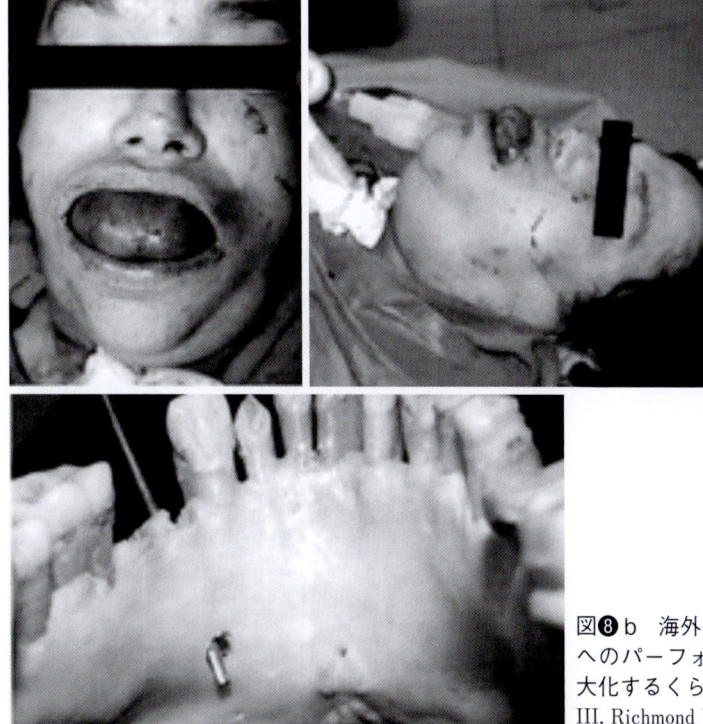

図❽b　海外の論文で報告された死亡事故。舌側へのパーフォレーションによる出血は、舌が巨大化するくらいに挙上し、気道を圧迫（Joseph N III, Richmond Va: Near-fatal airway obstruction after routine implant placement. Oral Surg Oral Med Oral Patho, 92(6): 598-599, 2001. より引用）

図❾　日本で報告された死亡事故。残念ながら日本（東京都）でもインプラント手術による死亡事故が起きている。小臼歯部にドリリングした際、舌側にパーフォレーションしている。出血部位が後方であることから、バーがオトガイ下動脈を巻き込み、後方にて断裂したと推測できる。後方では止血が困難であり、窒息により死亡してしまった。この論文では歯科医師の研鑽と事前のCT診断の必要性を考察している（佐藤慶太，中村美穂子，勝村聖子，中島信，吉田謙一：インプラント術中の死亡事故から考察された歯科診療関連死に関する諸問題．日法歯医会誌，2(1)：2009. より引用）

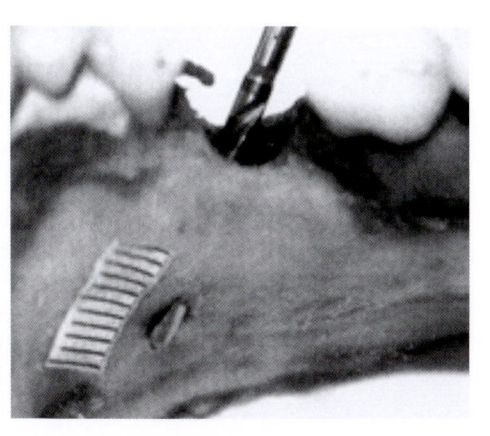

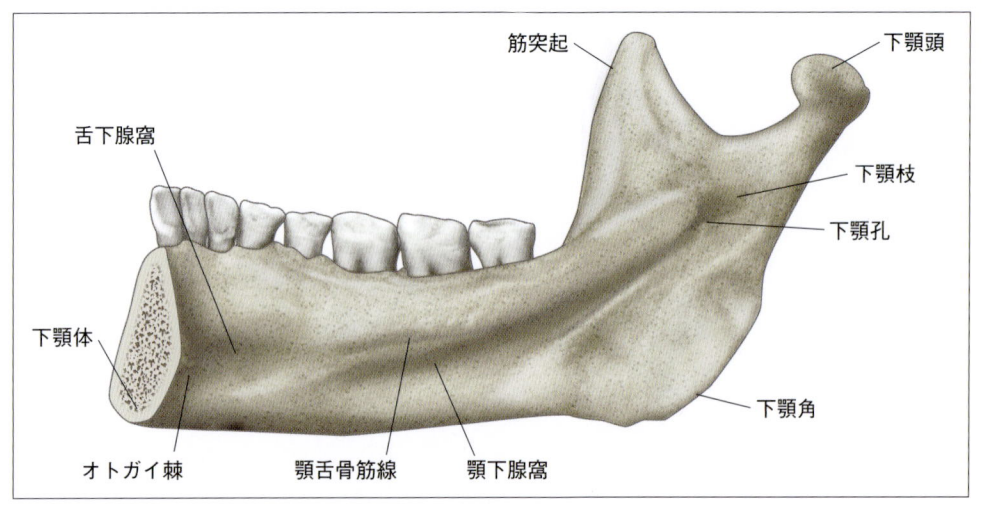

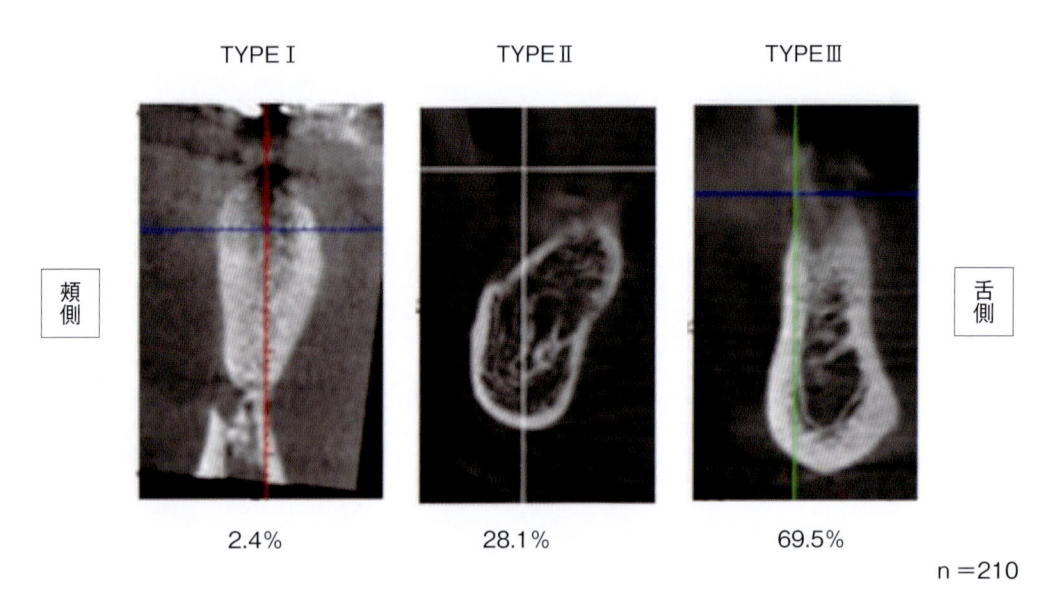

図⓾　下顎骨舌側の陥凹。舌下腺や顎下腺が位置する部位は、顎骨に窪みとして現れる。インプラント手術では、CT診断にて三次元的な形態を把握する必要がある

図⓫　舌側の陥凹の頻度。下顎骨の断面が下に広いTYPE Ⅲでは、インプラント手術でのトラブルは少ない。しかし、TYPE Ⅰのひょうたん形に陥凹がある場合や、TYPE Ⅱのように傾斜した形態では、舌側にパーフォレーションするリスクが高い。写真は、同様の症例に改変し引用（Quirynen M, Mraiwa N, van Steenberghe D, Jacobs R: Morphology and dimensions of the mandibular jaw bone in the interforaminal region in patients requiring implants in the distal areas. Clin Oral Implants Res, 14(3): 280-285, 2003. より引用改変）

●下顎骨舌側の陥凹（Concave）

下顎骨の内側には、舌下腺、顎下腺が存在し、顎骨の形態にも舌下腺窩、顎下腺窩という陥凹として現れます（図10）。下顎骨の断面では図11のTYPE ⅠやⅡのように、舌側のアンダーカットになりますので、インプラント埋入の際、舌側へのパーフォレーションのリスクを伴います。このような陥凹はパノラマX線写真では判別しにくいため、CTでの確認が必要となります。

●下顎骨前歯部での顎骨吸収の方向

歯を支えてきた歯槽骨は、抜歯後次第に吸収し、最後には下顎底部のみが残ることになります。下顎前歯部では、歯槽骨が残存していたときには、前方唇側に傾斜する断面を呈しますが、歯槽骨が

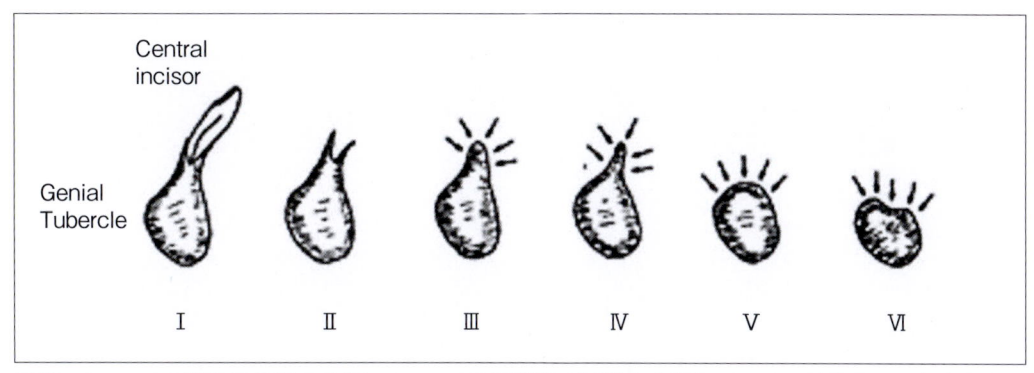

図⓬ Atwoodの残存歯槽堤の分類。Atwoodは下顎骨の形態を分類している。前歯部では歯を支えていた歯槽骨が吸収し、顎骨のみとなると、舌側に傾斜した形態となる（Atwood DA: Post-extraction changes in the adult mandible as illustrated by micro radiographs of mid-sagittal section and serial cephalometric roentgenograms. J Prosthet Dent,13: 810-825, 1963. より引用）

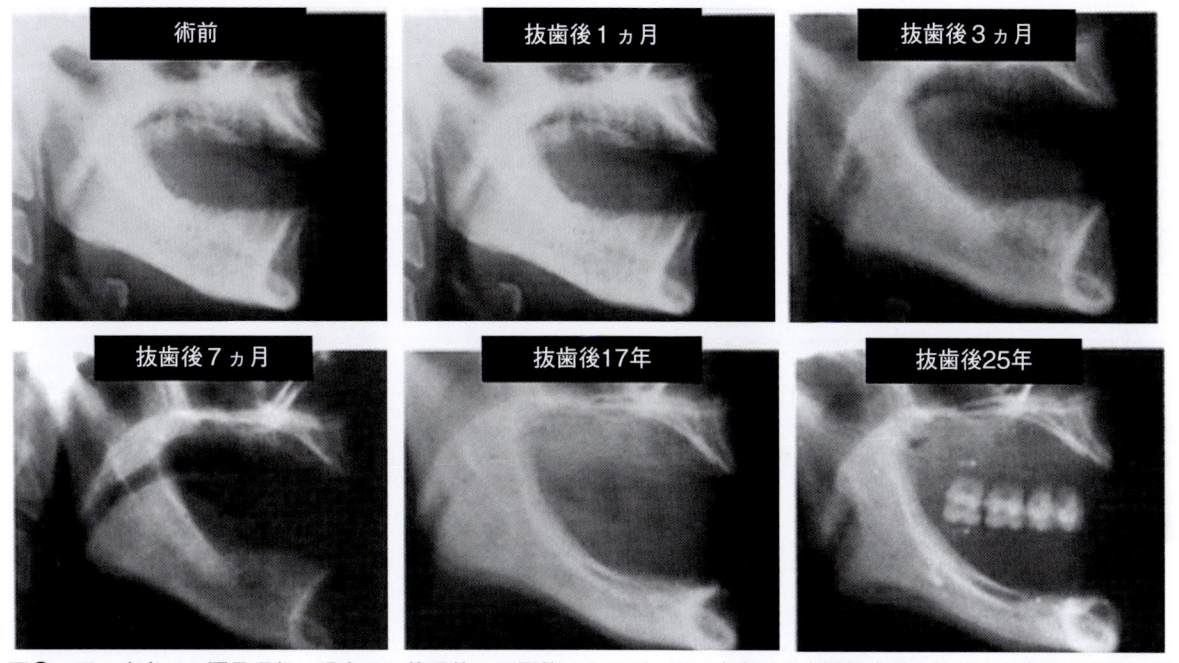

図⓭ 同一患者での顎骨吸収。現在では倫理的に不可能であるが、同一患者での全顎抜歯後を比較した貴重な資料。興味深いことに、吸収に伴い、やはり舌側に傾斜した形態となっている（西村一郎：生きた組織，歯槽堤の生物学．日本歯科医師会雑誌，45(6)：26, 1992. より引用改変）

吸収すると舌側に傾斜した形態となります。

　顎骨が吸収した症例では、人工歯は唇側に傾斜した排列となることが多く、顎骨は舌側に傾斜した形態となります。補綴スペースの点で有利な、人工歯の方向にインプラントを埋入しようとすると、顎骨の傾斜と異なるため、舌側へのパーフォレーションのリスクが高まるので、注意を要します（図12～14）。

●舌孔（Lingual foramen）
　舌下動脈は下顎骨の舌側を走行し、顎骨の中へ入ります。下顎骨に入る部分を舌孔といいます。そのほとんどが下顎骨の正中部にあり、複数存在することが多くあります。粘膜骨膜弁を剥離する際、切断しないよう注意が必要です。また、インプラント手術時のドリリングにて、顎骨内の動脈を損傷する危険もあり、事前に舌孔の位置と顎骨内の動脈の走行は確認する必要があります（図15～17）。

CT撮影・インプラントシミュレーション

インプラントの埋入位置
インプラント体のサイズ（直径・長さ）の決定
アタッチメントの収納スペースの確認

外科のポイント
舌側にパーフォレーションしない

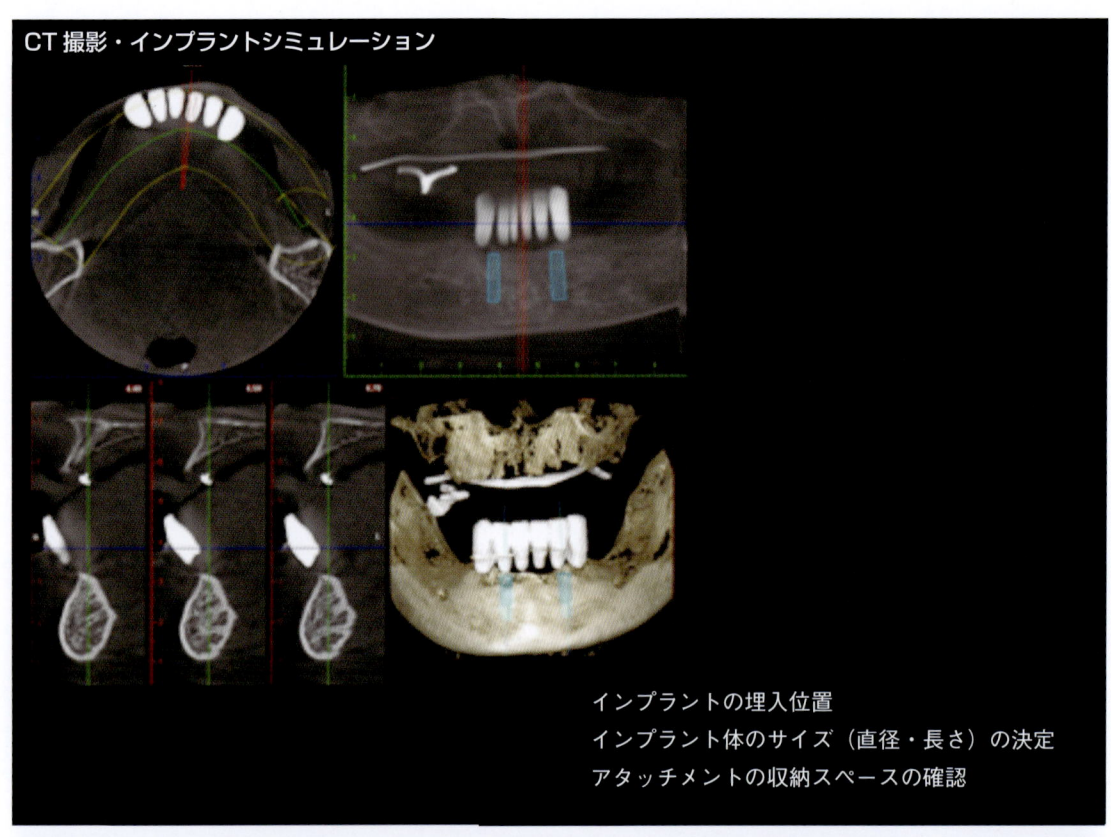

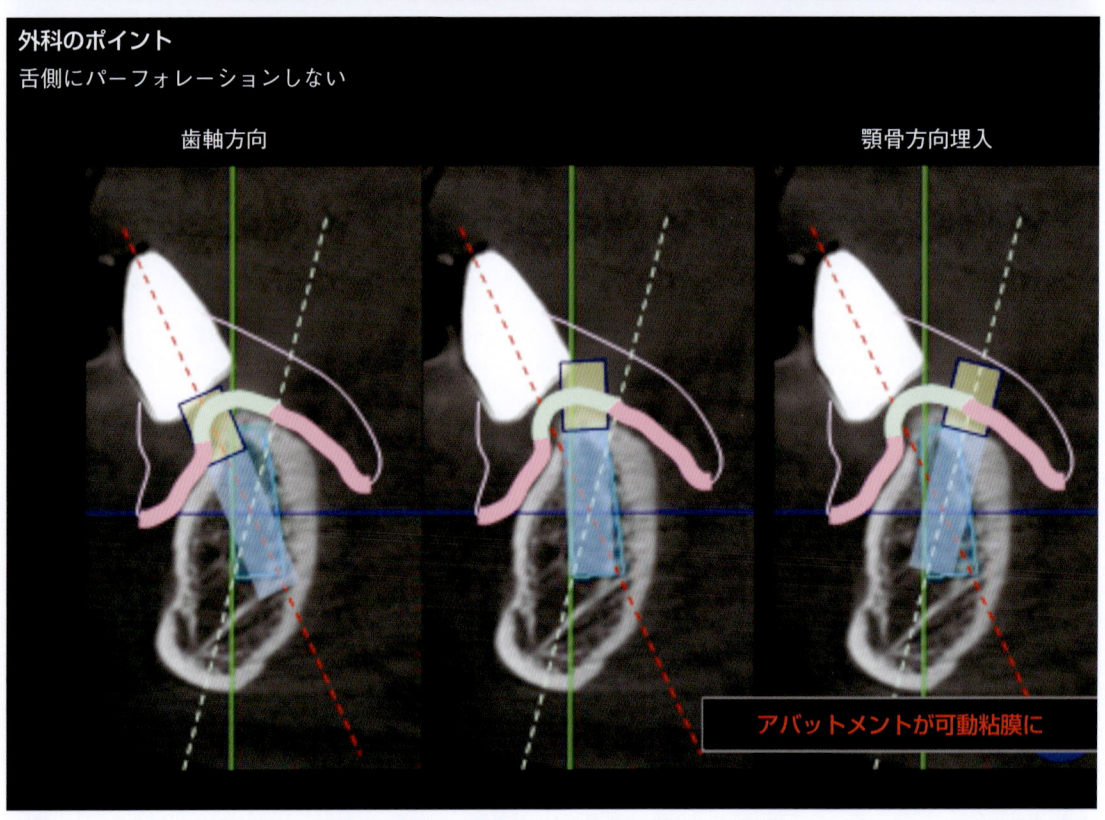

歯軸方向　　　　　　　　　　　　　　　　　　　　　　　　　顎骨方向埋入

アバットメントが可動粘膜に

図⓮　インプラント埋入方向。顎骨が吸収し、前歯部では舌側に傾斜した形態となっている。このような症例では、人工歯の歯軸方向にドリリングすると、舌側にパーフォレーションしやすい

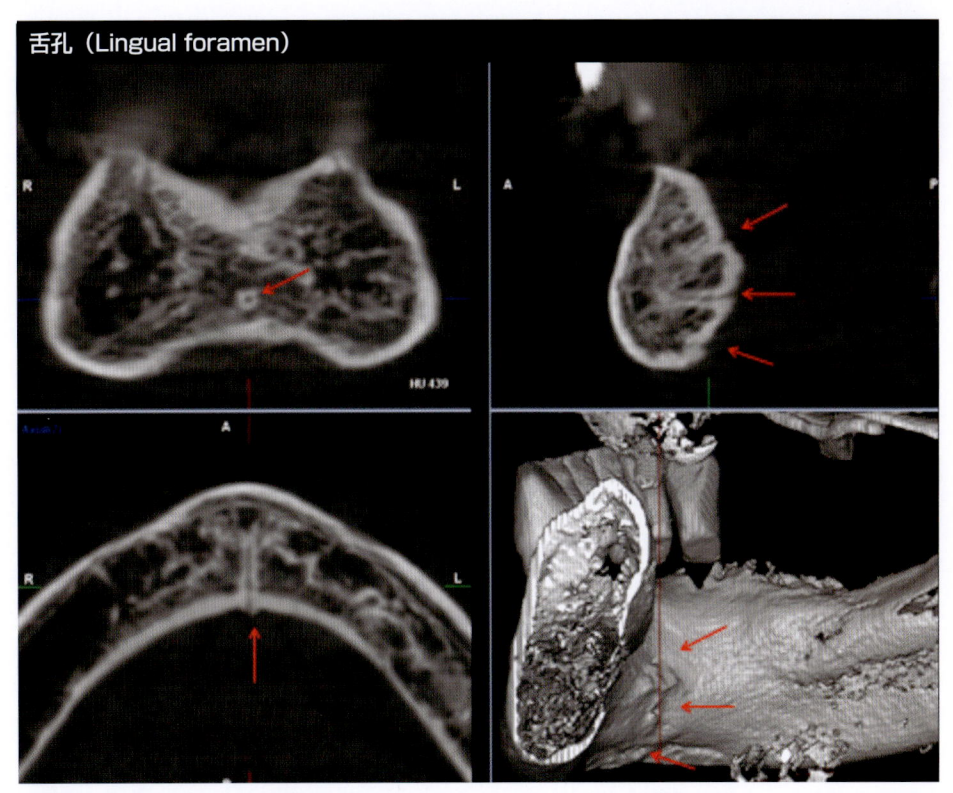

図⓯　下顎骨の舌孔。無歯顎患者においてコーンビームCTを撮影すると、正中部に舌下動脈の侵入する孔が確認できる。この症例でも正中部に3ヵ所、高さが異なる舌孔があることが鮮明にわかる

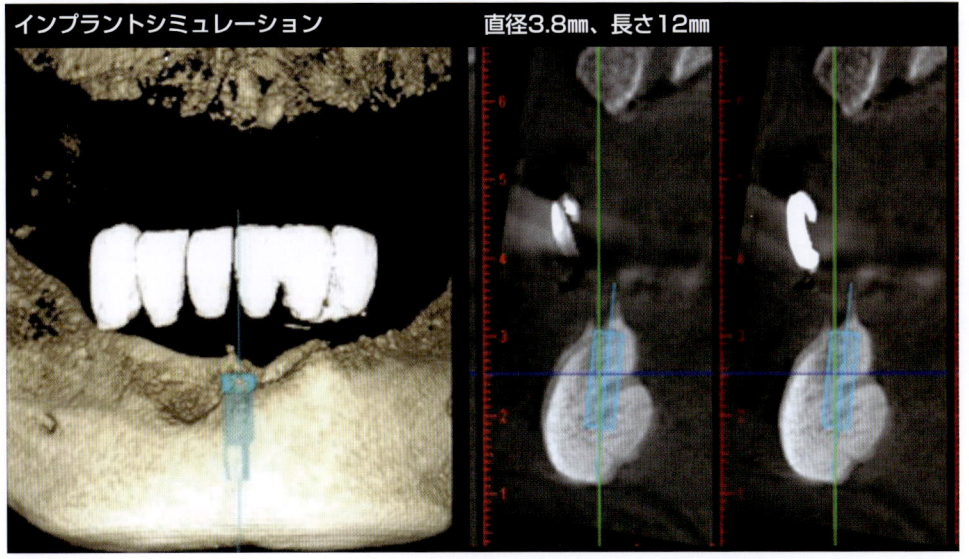

図⓰　正中部のインプラント。正中部にインプラントを埋入する際は、術前のCT撮影は必須。この症例に正中部にドリリングすると、顎骨内部で動脈を切断する危険性が高い

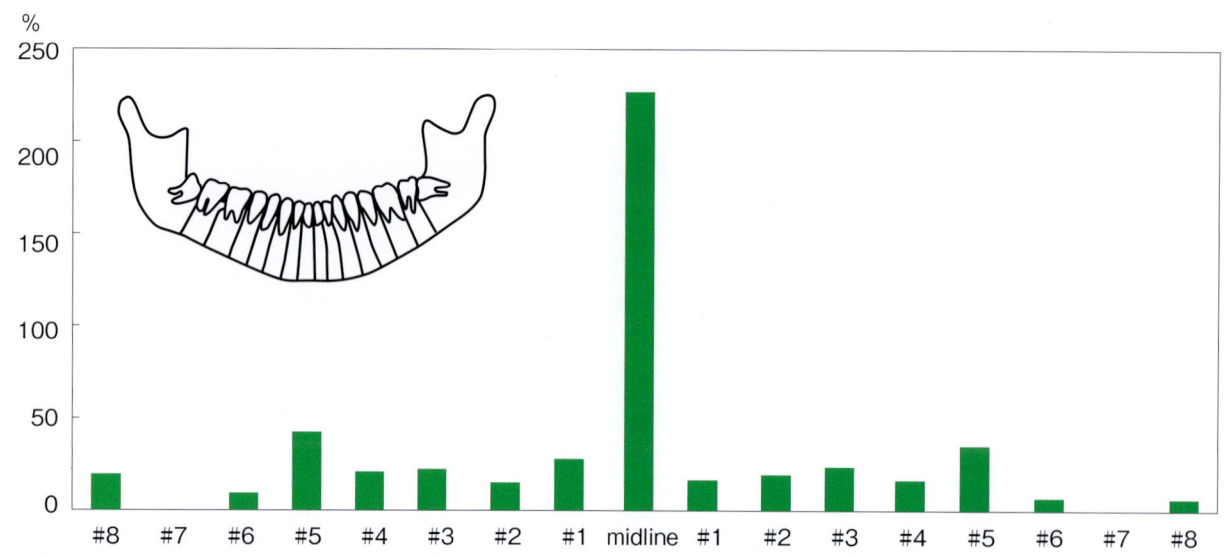

図⓱ 舌孔の位置。舌孔はほとんどが下顎骨正中に存在する。一部は小臼歯部にも存在する。これは、図6bの舌下動脈の走行をみるとうなずける。2-IODにおいて、著者が推奨する側切歯-犬歯間は、解剖学的にも安全な埋入位置であることがわかる（Katakami K, Mishima A, Kuribayashi A, Shimoda S, Hamada Y, Kobayashi K: Anatomical characteristics of the mandibular lingual foramina observed on limited cone-beam CT images. Clin Oral Implants Res, 20(4): 386-390, 2009. より引用改変）

4）IODにおいて安全な外科処置を行うために

①CTで撮影し、サージカルステントを用いて安全な外科手術を行うこと
②2-IODにおけるインプラントの埋入位置は、下顎の側切歯と犬歯の間を基準に、左右対称に埋入する

4．コンセンサス③
メインテナンスを徹底すること

1）指標
・口腔内や義歯のプラークコントロールを徹底する
・歯科衛生士による定期的なメインテナンスを行う

2）オーバーデンチャーの温故知新

　天然歯のオーバーデンチャーが、治療のファーストチョイスではないことを十分に考える必要があります。天然歯のオーバーデンチャーは、義歯の維持安定に貢献し、顎骨の吸収を防ぎ、義歯に歯根膜感覚を与えるなど、メリットがたくさんあります。それにもかかわらず、臨床においては少数歯残存症例であっても、治療のファーストチョイスの治療法となっていません。それには過去に苦慮した歴史があります。

　日本においても1980年前後、天然歯のオーバーデンチャーが注目され、臨床で多用されていました。ところが、その症例の多くが、二次う蝕→歯周病→抜歯となり、当時の臨床医は患者さんとともに苦慮した歴史があります。その原因はハイジーンの問題です。オーバーデンチャーは、支台歯の周囲を義歯床が覆うため、自浄性、清掃性が悪く、支台となる歯も歯冠が切断されることが多いため、高さが低く、磨きにくいことが問題となります。磨きやすいコーピングの高さは1.5mm以上必要との報告もあります。高さの低いコーピングと更には義歯床が覆い、清掃性の悪い天然歯のオーバーデンチャーはファーストチョイスにはならなくなりました。

　IODにおいても同じ問題があります。インプラントがう蝕にならないだけで、ハイジーンの問題が解決されなければ、インプラント周囲炎となり、撤去となることは、天然歯と同じです。

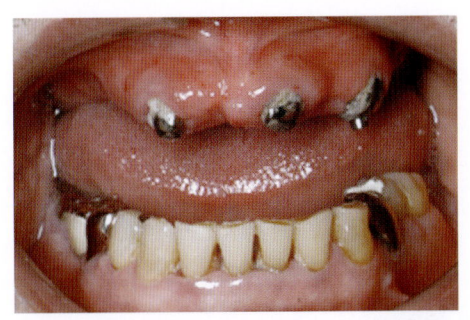

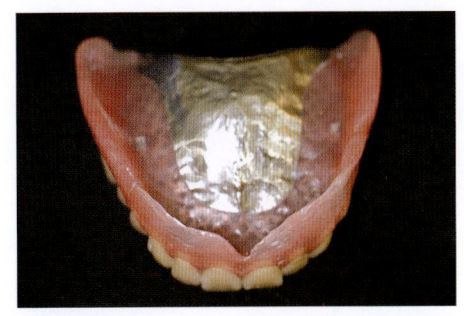

図⓲　天然歯のオーバーデンチャーの問題点。十分に歯質の残っている天然歯を切断し、オーバーデンチャーとすることは、ファーストチョイスの治療法とは言い難い。なぜなら、高さの低い根面板は歯ブラシで磨きにくく、更に義歯床が覆うため、ハイジーンを良好に保つことが難しい

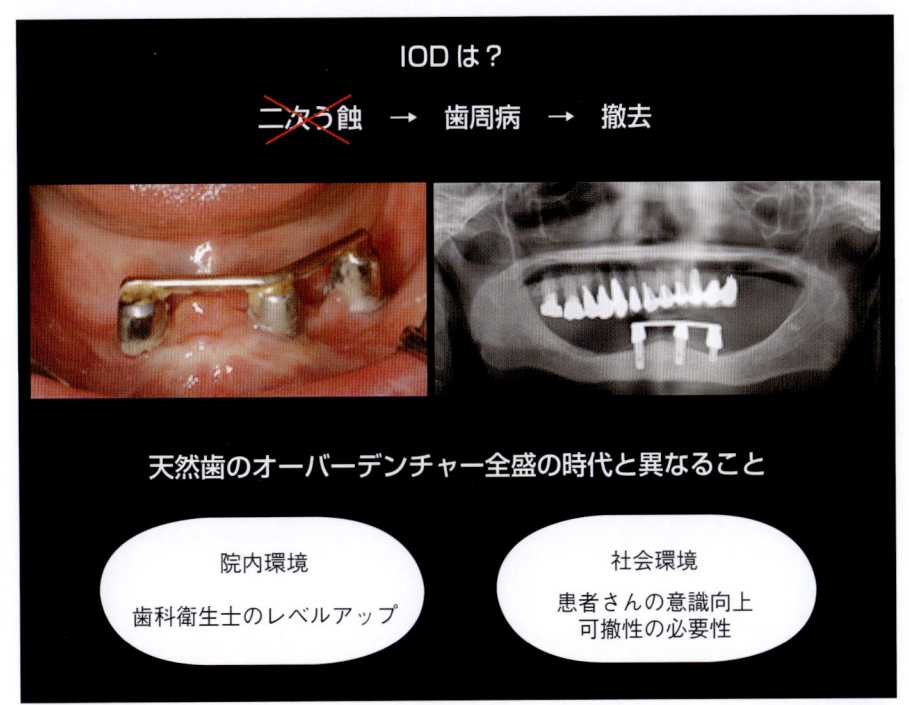

図⓳　インプラントによるオーバーデンチャーは？　天然歯のオーバーデンチャーの問題は、IODでも改善されたわけではない。しかし、過去に比べ歯科衛生士のレベルアップとともに、歯科医院の予防治療が確立されつつある。更に、患者さんの意識も予防へ転換し、可撤式義歯の需要も多いことなどから、良好なハイジーンを維持する環境は整いつつある

　しかし、幸いにして天然歯のオーバーデンチャーが多用された時代と決定的に異なることがあります。それは院内環境において、歯科衛生士の実力がレベルアップしていることです。加えて、社会環境において患者さんの意識が高くなり、また、超高齢社会により可撤式義歯の需要が高まっていることが挙げられます。IODにおいては、過去の経験に基づき、歯科衛生士によるメインテナンスを徹底し、良好なハイジーンを保つことを常に考える必要があります（図18〜22）。

3）要介護での清掃性〜外して清掃できることが大きなメリット〜

　歯科医院にてインプラント治療を受ける患者さ

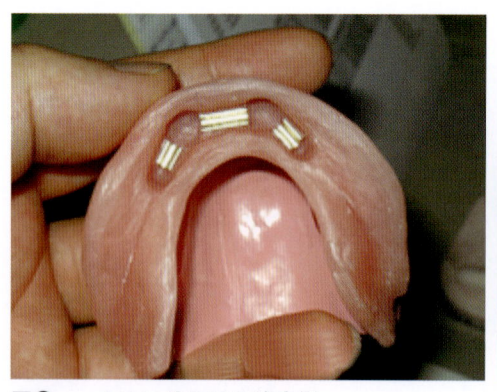

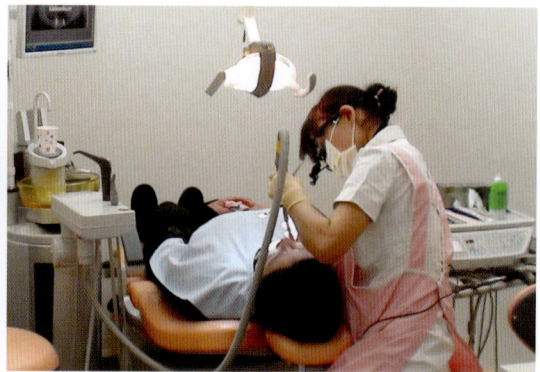

図⓴a　オランダのIOD臨床例
図⓴b　日本における歯科衛生士とのチーム医療
図⓴ab　海外に比べ、日本では歯科医師、歯科技工士ともに器用であり、綿密な治療を行っている。また、歯科衛生士が初診時からメインテナンスまで、ずっと患者さんのそばにいて、患者さんの状況を把握できる。このような素晴らしい医療システムが日本にはある

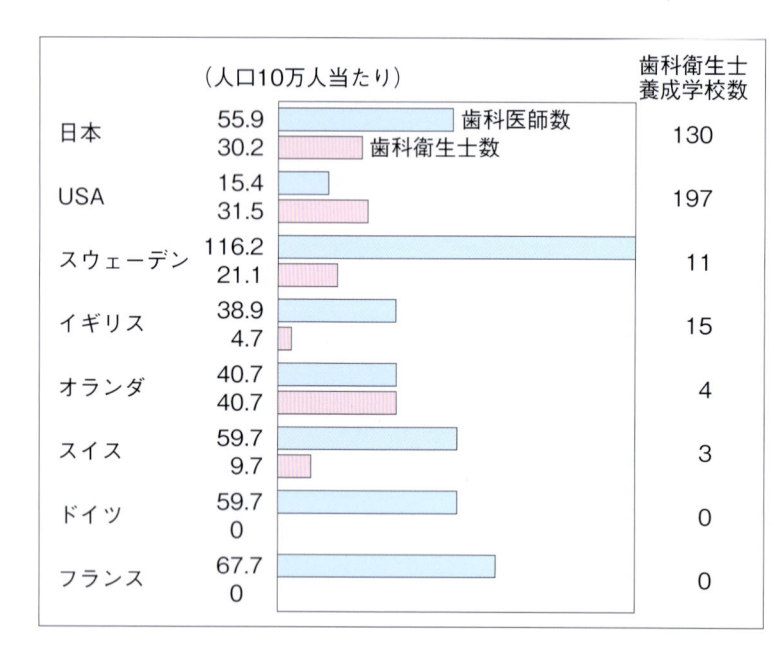

	（人口10万人当たり）	歯科衛生士養成学校数
日本	55.9 歯科医師数 / 30.2 歯科衛生士数	130
USA	15.4 / 31.5	197
スウェーデン	116.2 / 21.1	11
イギリス	38.9 / 4.7	15
オランダ	40.7 / 40.7	4
スイス	59.7 / 9.7	3
ドイツ	59.7 / 0	0
フランス	67.7 / 0	0

図㉑　海外の歯科医師、歯科衛生士数と養成学校数。海外の歯科衛生士数は日本に比べ少ない。ヨーロッパの一部の国では、歯科衛生士の養成学校すらない。歯科衛生士とともに、ハイジーンを徹底することが日本ではできる（石木哲夫：世界の歯科衛生士教育をみる．明倫歯誌，2(1)：1999．引用改変）

んは、ほとんどが健康な人です。ところが多くの患者さんは、いつかは高齢となり健康を損ない、歯科医院に来院できなくなることがあります。WHOの世界保健レポートによると、日本人の平均寿命は世界一（83歳）。そして介護を受けずに健康でいられる健康寿命も世界一（76歳）であるものの、その差の約7年は介護が必要な状況です。その7年間における患者さんのQOLを上げることに、歯科医療は大きな役割を果たします。当然、インプラントを埋入した患者さんも、いつかは要介護となることを念頭に置かなければなりません。固定式のインプラント補綴は、機能回復の面でさまざまなメリットがある反面、セルフケアができなくなった高齢者では、プラークの停滞因子になってしまいます。年齢に応じIODを含めた可撤式の義歯を選択する意義があります（図23、24）。

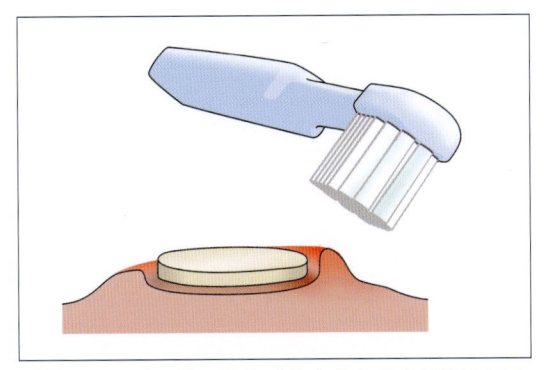

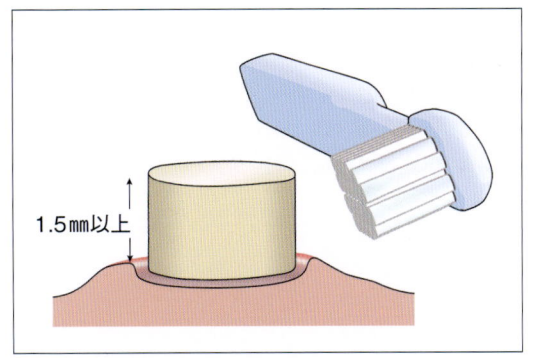

図㉒　コーピングの高さ（高さのある内冠型のアタッチメント使用例）。高さの低いコーピングは、歯ブラシが直接歯肉に当たり、痛みで磨けないことがある。高さが1.5mm以上あると、患者さんは歯ブラシを当てやすくなる

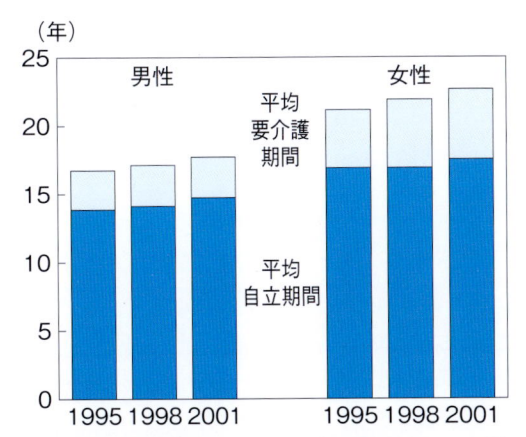

図㉓　要介護期間。超高齢社会の日本では、平均寿命は世界一であるが、要介護期間が平均7年もある。その期間も念頭において、治療方法を考える必要があるのではないだろうか（加藤昌弘、他：保健医療福祉統計に基づく高齢者の平均自立期間の推移．医中誌，54(7)：41-46，2007．より引用改変）

図㉔a　プラーク中の誤嚥性肺炎起炎菌検出率

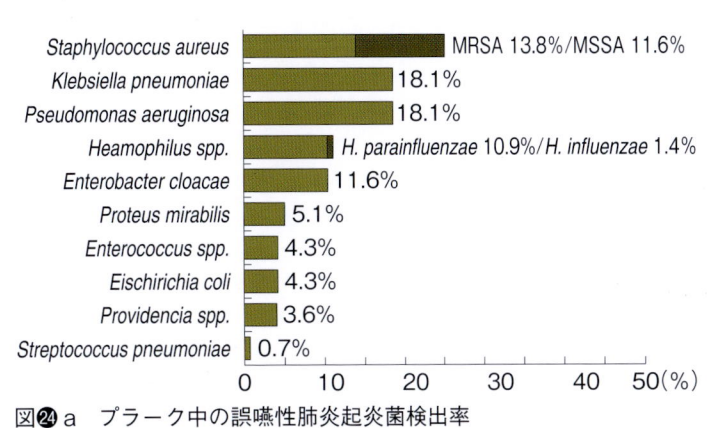

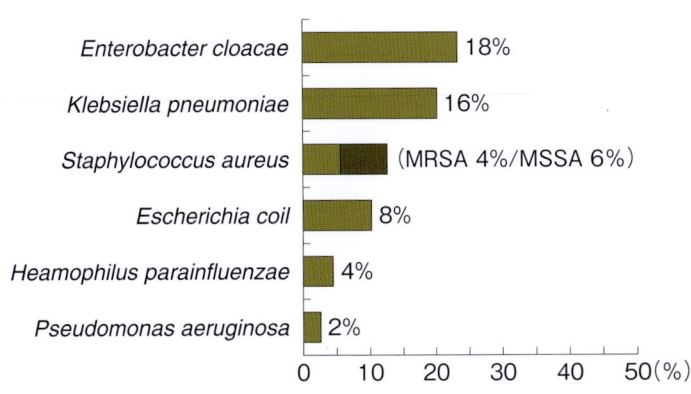

- *Staphylococcus aureus*　MRSA 13.8%/MSSA 11.6%
- *Klebsiella pneumoniae*　18.1%
- *Pseudomonas aeruginosa*　18.1%
- *Heamophilus spp.*　*H. parainfluenzae* 10.9%/*H. influenzae* 1.4%
- *Enterobacter cloacae*　11.6%
- *Proteus mirabilis*　5.1%
- *Enterococcus spp.*　4.3%
- *Eischirichia coli*　4.3%
- *Providencia spp.*　3.6%
- *Streptococcus pneumoniae*　0.7%

図㉔b　義歯プラーク中の誤嚥性肺炎起炎菌検出率

- *Enterobacter cloacae*　18%
- *Klebsiella pneumoniae*　16%
- *Staphylococcus aureus*　(MRSA 4%/MSSA 6%)
- *Escherichia coil*　8%
- *Heamophilus parainfluenzae*　4%
- *Pseudomonas aeruginosa*　2%

図㉔ab　誤嚥性肺炎を起こした患者さんの原因菌は、口腔内細菌が多いが、デンチャープラークも多い。口腔ケアにおいて、口腔内をきれいにするとともに、義歯をきれいにすることが重要である（角 保徳，譽田英喜，道脇幸博，砂川光宏，佐々木俊明：要介護高齢者のプラーク内の肺炎起炎菌．日老歯会誌，17：337-341，2003．より引用改変）

COLUMN

超高齢社会におけるインプラント治療

　超高齢社会において、高齢者にインプラント治療を行う機会も増えてきています。また、過去にインプラント治療を受けた患者さんも高齢となり、要介護となることが心配されます。患者さんが歯科医院に来院できなくなることも念頭においたインプラント治療を行う必要があります。患者さんが高齢になると、清掃性が悪化するばかりでなく、筋や粘膜の動きが悪くなり、インプラント周囲の自浄性が悪化します。当初は咬合支持には優れたインプラント補綴も、高齢になり介護状態になると、プラークの付着しやすい補綴装置となりかねません。一生インプラントが健康に機能するために、考慮すべき3つのポイントを提示します。

１．高齢者ではIODという選択肢も考える
　インプラントの補綴治療は固定式が一般的です。しかし、高齢者では可撤式IODも考慮すべきです。IODは義歯を取り外して清掃でき、衛生面では優れています。特に高齢になると可撤式でも十分な患者満足度を得ることができます。また、修理などの簡便さでも高齢者には優しい治療法ともいえます。

２．訪問診療による口腔ケアを行う
　口腔内の清掃状態が悪くなると、インプラント周囲炎の原因となるだけでなく、誤嚥性肺炎など全身の健康にも影響を与えます。歯科衛生士が定期的に口腔ケアを行うことが重要で、口腔内ばかりでなく全身の感染症も防ぎます。また、義歯に付着した細菌は、誤嚥性肺炎の原因菌となることもあります。歯科衛生士による定期的な口腔ケアの際、お口の中とともに義歯のクリーニングもします。

３．ホームケアのアドバイスをする
　プラークの多い高齢者を診るとき、つい「ブラッシングが悪いから」と一律的に考えてしまいます。そして「よく磨いてください」と指導してしまいます。しかし、プラークが付着しやすくなることは、ブラッシングだけが原因ではありません。高齢者で周囲の筋肉や口腔粘膜、舌の動きが衰えてくると、食塊をうまく運べずに、頰側や舌側に食渣がたまりやすくなります。そして唾液の存在も不可欠です。そのようなときには"あいうべ体操"や"パタカラ体操"など、口輪筋や舌の運動を促すためのリハビリ体操や、唾液腺マッサージを行うことで、摂食・嚥下を助けます。

第6章

IODにおける
義歯床の形態と咬合

1. IODにおける義歯床縁形態の考え方
2. IODにおける咬合の考え方

1．IODにおける義歯床縁形態の考え方

1）義歯床縁形態は総義歯、IODで異なるのか？

●義歯床縁形態の原則

　義歯床の形態は、抜歯により失われた軟組織の三次元的な形態を元に戻すことが基準となります。つまり、顎堤吸収の程度に違いがあっても、元あった形態を回復するために、義歯床縁は常に一定の形態となります（図1）。

　しかし、総義歯においては維持・支持・把持のための便宜的形態も必要となります。例えば、上顎において口蓋部は抜歯による吸収がほとんどありません。にもかかわらず、上顎の総義歯製作時には口蓋を床で覆います。これは、義歯を維持するための便宜的な形態といえます。

●維持、支持、把持のための便宜的床縁形態

　総義歯における維持の主体は辺縁封鎖です。そのためには、義歯床全周が柔らかい可動性軟組織で封鎖されていることが必要です。また、総義歯は粘膜の上でわずかな動きを伴い、その動きがあったうえで機能します。その挙動の範囲で辺縁封鎖が破られないよう、一定の幅をもって粘膜が包み込むことも必要となります。その幅を確保するために、総義歯ではコルベン形態を有する床縁の厚みを設け、接触面積を増やします（図2）。これは、辺縁封鎖のための便宜的な形態となります。IODでは総義歯に比べ義歯の挙動の量は少なくなり、動きの量に応じた必要な床縁形態も総義歯に比べ薄くなります。

　IODにおける義歯床縁形態を考えるうえでは、総義歯との義歯床の役割の違いを理解することが、より機能的なIODの義歯を製作するキーポイントとなります。IODでも床下のインプラントの本数や位置により、義歯床の役割は異なります（p.32参照）。2-IODのように、少ないインプラントで維持するImplant Retained Overdentureと、

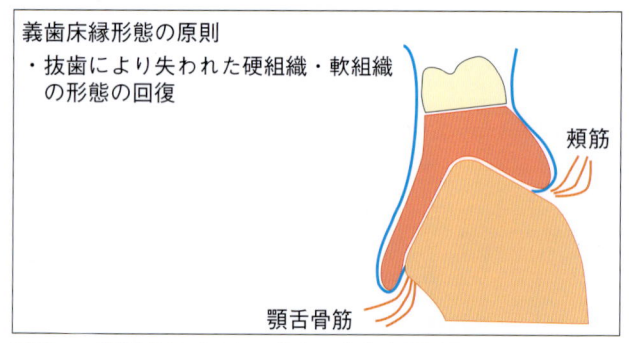

図❶a　顎堤吸収が少ない場合の義歯床縁形態

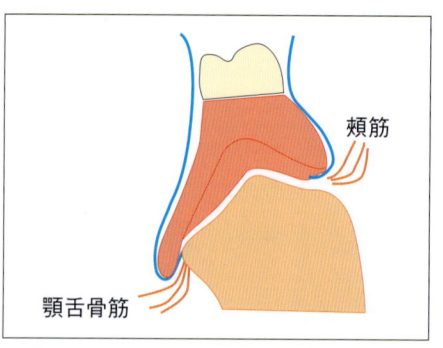

図❶b　顎堤吸収が中程度の場合の義歯床縁形態

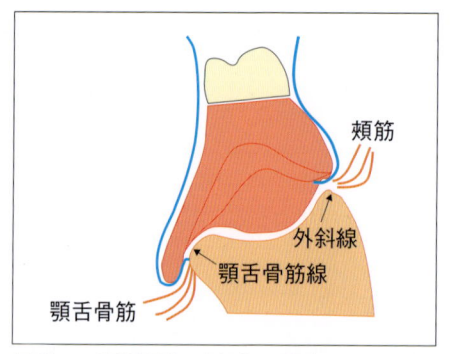

図❶c　顎堤吸収が高度の場合でも、ほぼ同じ義歯床縁形態

図❶a～c　義歯床縁形態の原則は、抜歯により失われた軟組織の形態回復にある。つまり、顎堤の吸収いかんにかかわらず、義歯床縁は一定の形態となる。しかし、義歯床縁形態はそれだけでは決定できず、維持・支持・把持のための便宜的形態も付与する必要がある

総義歯の辺縁封鎖

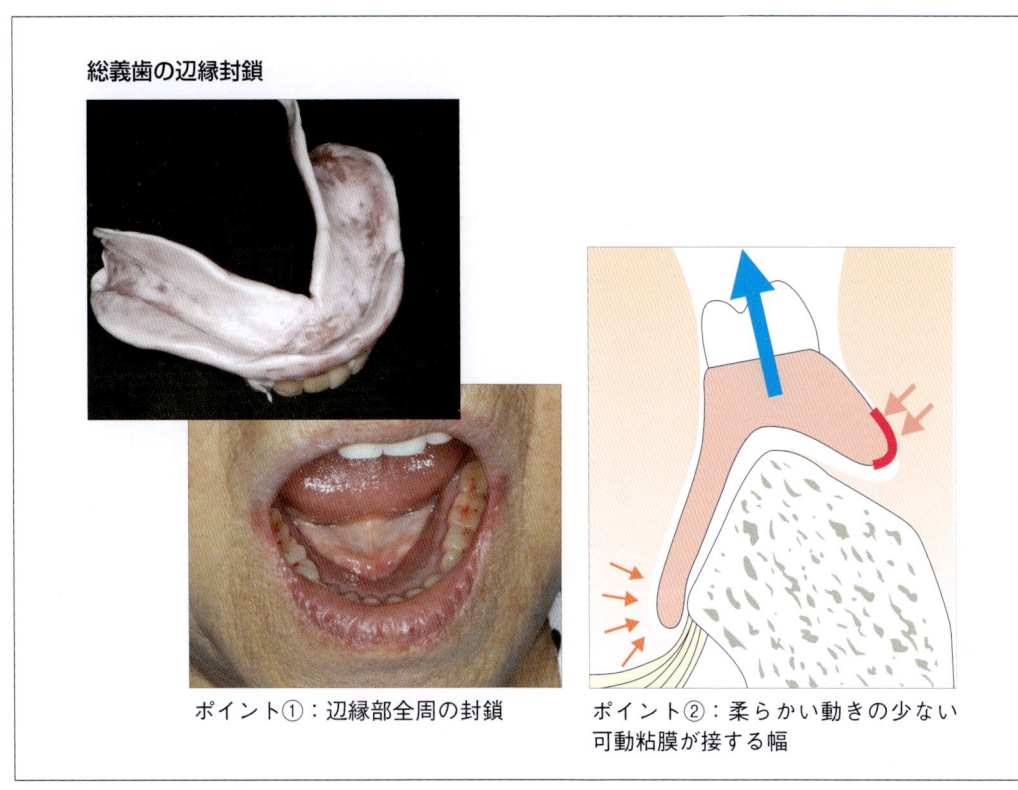

ポイント①：辺縁部全周の封鎖　　ポイント②：柔らかい動きの少ない可動粘膜が接する幅

図❷　総義歯において維持の主体である辺縁封鎖を確立するためには、2つのポイントがある。1つは義歯床縁全周を封鎖すること。もう1つは、義歯が動いても封鎖が破られないよう、義歯床縁部に粘膜の接する幅が必要である。コルベン状の厚みのある床縁形態にすることで、粘膜の接する幅が確保できる

多数インプラントで支持するImplant Supported Overdentureでは、義歯床の役割は大きく異なり、その役割に応じた便宜的な床縁形態が必要になります（図3）。

2）下顎総義歯に必要な義歯床の便宜的形態（図3a）

義歯床の本来の目的は、"抜歯により失われた軟組織の形態回復"です。しかし、以下の4ヵ所は抜歯後も形態は変わらない所で、維持・支持・把持のために便宜的に総義歯に付与する形態です。

①レトロモラーパッドを覆う部分：維持・支持・把持のために必要○

下顎総義歯において、レトロモラーパッドを覆うことは必須です。薄く覆うことで、頬粘膜と舌がレトロモラーパッドの上で寄り添い、義歯後方の辺縁封鎖が強固なものとなり、義歯の維持に役立ちます。また、義歯の沈下に対し、わずかですが抵抗することで支持の役割と、側方移動に対する抵抗は把持の役割を果たします。

②顎舌骨筋線を越える舌側床縁：維持・把持のために必要○

舌側の義歯床縁は、顎舌骨筋の付着部位である顎舌骨筋線を越えて伸ばします。義歯の印象採得時、通常は筋の付着を避けますが、この部位では顎舌骨筋は下方に向いているため、付着を越えて床を伸ばすことが可能です。もし、顎舌骨筋線上に義歯床縁を設定すると、義歯の側方の動きにより顎舌骨筋線の尖鋭部が当たり、痛みを生じることがあります。そのため、顎舌骨筋線を越えて床縁を設定し、顎舌骨筋線の尖鋭部に相当する義歯床の内面をリリーフすることで対応します。

顎舌骨筋線を越えることで、舌による辺縁封鎖が確実になり、維持に役立つとともに、義歯の横揺れに対し抵抗することで、把持の役割を果たします。

③外斜線を越える頰側床縁：支持（耐圧面積確保）のために必要○

外斜線は頰筋の付着部位です。しかし、頰筋はこの部位では前後的な走行のため、義歯床を外斜線を越えて設定しても、頰筋の収縮により義歯床を跳ね上げることは少なくなります。義歯床の耐圧面積を増やし、十分な支持とするために、外斜線を越えて義歯床縁を設定することが可能となります。ところが、頰筋に隣接する粘膜の動きを完璧に印象採得することは難しく、結果的に吸着が得にくいことがあります。

④舌下ヒダ部、頰側、唇側のコルベン状の厚い床縁：維持のために必要○

舌下ヒダ部は、下顎総義歯において最も吸着の得やすい所です。この部位は動きの少ない柔らかい粘膜が存在し、義歯床縁を内外側から包み込むことで強い維持が得られます。また、頰側と唇側の義歯床縁も厚みのあるコルベン状とすることで、義歯がわずかに動いても辺縁封鎖が破られないため、維持として働きます。

3）2-IOD（Implant Retained Overdenture）に必要な義歯床の便宜的形態（図3b）

①レトロモラーパッドを覆う部分：維持・支持・把持のために必要○

2-IODでは、前方部に埋入したインプラントで維持するため、後方の義歯床は遊離端義歯のように、Fish-tail movementを起こします。レトロモラーパッドを薄く覆い、そのうえで頰粘膜と舌が寄り添い封鎖する形態にすることで、維持・支持・把持の役割を果たします。

②顎舌骨筋線を越える舌側床縁：維持・把持のために必要○

顎舌骨筋線を越えて義歯床を設定したほうが、義歯後方部の維持と把持のために有利となります。しかし、総義歯よりは確実に義歯の動きは少なくなるため、総義歯より少ない長さとなります。

また、顎堤が吸収している症例では、口腔底の圧が強く、顎舌骨筋線を越えた床縁の設定が困難な場合があります。そのような症例では、パーシャルデンチャーと同様に顎舌骨筋線上に床縁を設定することがあります。その場合でも、義歯床の動きが少ないため、尖鋭部に痛みを生じることはほとんどありません。

③外斜線を越える頰側床縁：支持（耐圧面積確保）のため必要ない×

2-IODにおいても、頰棚部の支持は重要です。しかし、外斜線を越える床縁は、ややもすると義歯床が過長になりやすいことがあります。少ない本数のIODでは、義歯床がわずかでも長いと機能時に義歯が動き、インプラントに外傷力となることがあります。

また、総義歯をIODにすることで、口腔粘膜の動きも活発になります。必要以上に外斜線を越えて頰側床縁を伸ばすことは、得られるメリットより、床縁設定を誤ったときのデメリットのほうが何倍も大きくなります。

④舌下ヒダ部、頰側、唇側のコルベン状の厚い床縁：維持のため必要ない×

総義歯の維持の主体は、義歯床縁の辺縁封鎖です。一方、2-IODにおける維持の主体は、インプラントです。総義歯に比べ義歯の動きは少なく、厚いコルベン状の床縁は必要ありません（第4章、症例、図6t、p.62参照：総義歯に比べ薄い床縁ですが、患者自身が外しても吸着音がするほど義歯の吸着が得られています）。

4）多数インプラント埋入 IOD（Implant Supported Overdenture）に必要な義歯床の便宜的形態（図3c）

多数インプラントを埋入したIODでは、インプラントが維持・支持・把持の役割のほとんどを担い、義歯床は、抜歯により失われた軟組織の形

第6章　IODにおける義歯床の形態と咬合

下顎総義歯における維持安定のための便宜的形態
1. レトロモラーパッドの上
   維持・支持・把持のため必要○
2. 顎舌骨筋線を越える床縁
   維持・把持のため必要○
3. 外斜線を越える床縁
   支持のため必要○
4. コルベン状の床断面
   維持のため必要○

図❸a　総義歯においては、抜歯により失われた軟組織の形態回復の他に、上記の4つの便宜的な形態が必要

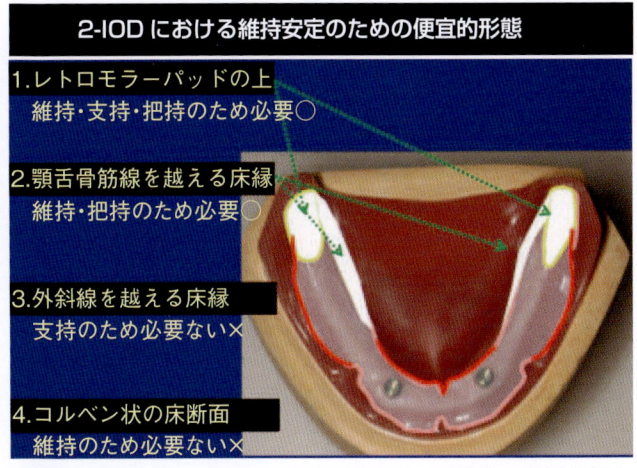

2-IODにおける維持安定のための便宜的形態
1. レトロモラーパッドの上
   維持・支持・把持のため必要○
2. 顎舌骨筋線を越える床縁
   維持・把持のため必要○
3. 外斜線を越える床縁
   支持のため必要ない×
4. コルベン状の床断面
   維持のため必要ない×

図❸b　2-IODにおいては、インプラントが維持の役割を担うため、便宜的形態は上記2つのみとなる

多数IODにおける維持安定のための便宜的形態
1. レトロモラーパッドの上
   維持・支持・把持のため必要ない×
2. 顎舌骨筋線を越える床縁
   維持・把持のため必要ない×
3. 外斜線を越える床縁
   支持のため必要ない×
4. コルベン状の床断面
   維持のため必要ない×

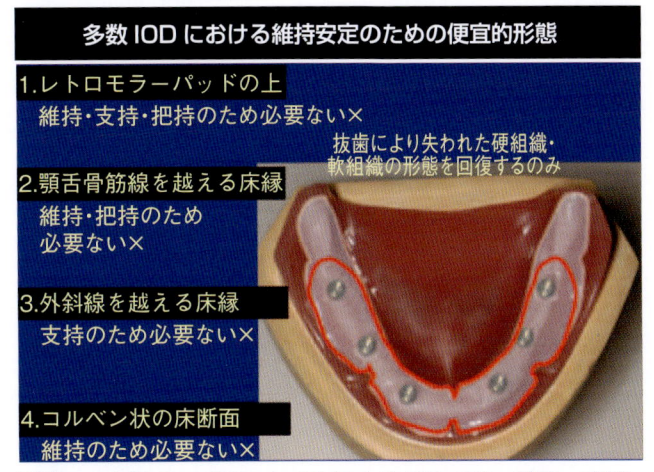

抜歯により失われた硬組織・軟組織の形態を回復するのみ

図❸c　多数インプラントで支持するIODでは、維持・支持・把持をインプラントが担うため、純粋に抜歯により失われた軟組織形態の回復のみとなり、便宜的形態は必要ない

図❸a〜c　下顎義歯に必要な便宜的形態。義歯床の原則は、抜歯により失われた軟組織形態の回復にある。しかし、維持・支持・把持のために、便宜的に付与する形態が必要となる。総義歯、2-IOD、多数インプラント埋入のIODでは、それぞれ義歯床の役割が異なり、結果として必要な義歯床縁の形態は異なる

態回復が主な役割となります。そのため、抜歯後に形態変化のないレトロモラーパッドの上に義歯床縁を設定する必要がなく、顎舌骨筋線や外斜線を越えて床縁を設定することや、床縁をコルベン状に厚くする必要もありません。

①レトロモラーパッドを覆う部分：維持・支持・把持のために必要ない×

②顎舌骨筋線を越える舌側床縁：維持・把持のために必要ない×

③外斜線を越える頬側床縁：支持（耐圧面積確保）のため必要ない×

④舌下ヒダ部、頬側、唇側のコルベン状の厚い床縁：維持のため必要ない×

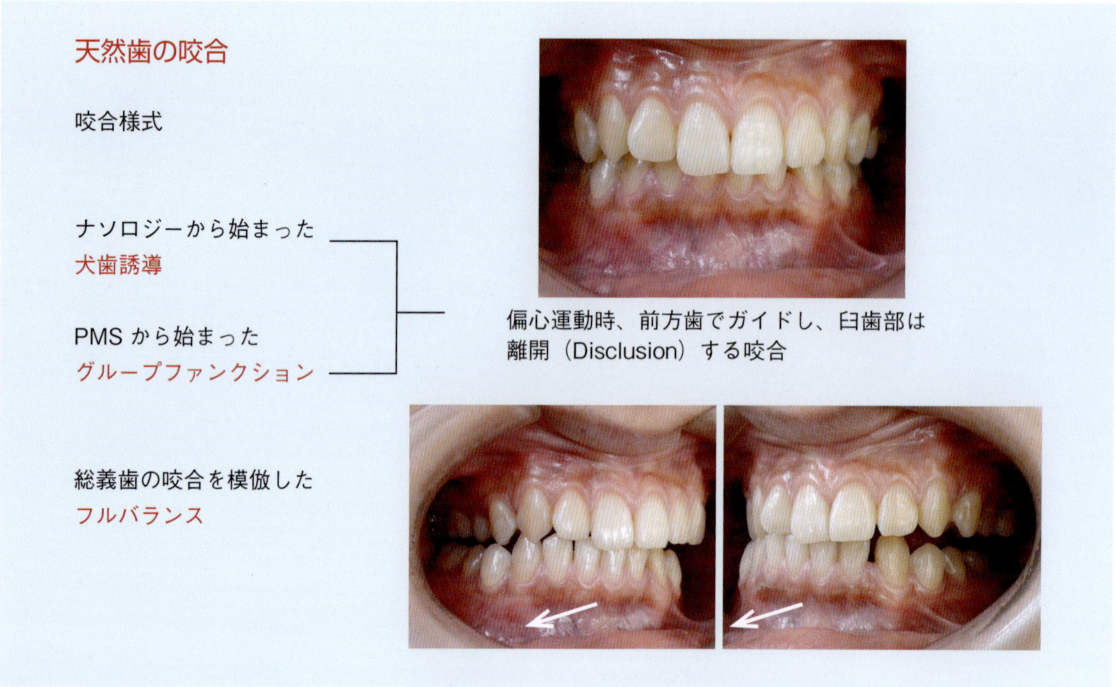

図❹ 天然歯の咬合接触様式の一つである犬歯誘導では、側方運動時に犬歯でガイドし、臼歯部は離開する。平衡側の歯は接触していない

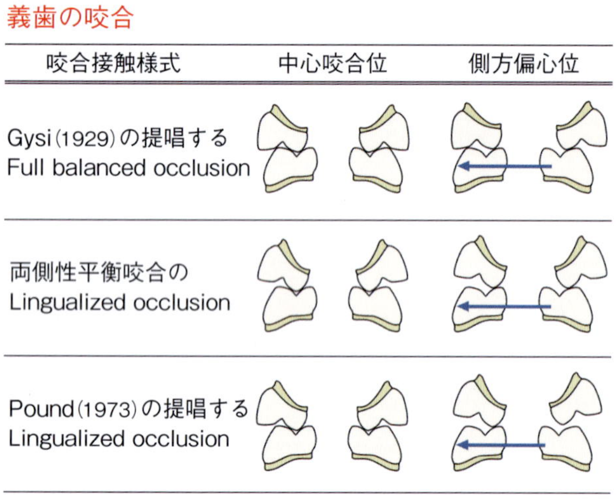

図❺ 総義歯における咬合接触様式は、フルバランスやリンガライズが基本となる。Poundがリンガライズを提唱したときは、側方運動時に平衡側が接触しない咬合様式であった。現在ではリンガライズにおいても、平衡側で接触する両側性平衡咬合とする

2．IODにおける咬合の考え方

1）天然歯と義歯の咬合接触様式

　天然歯の咬合接触様式は、偏心運動時における歯の接触状態から、犬歯誘導、グループファンクション、フルバランスドオクルージョン（以下、フルバランス）などに分けられます。犬歯誘導やグループファンクションは、偏心運動時に前方歯群でガイドすることで、臼歯部が離開（Disclusion）する咬合です。それにより、顎関節の近くにある臼歯を側方力から守り、かつ顎関節の過重負担も軽減すると考えられています（図4）。

　それでは、義歯の咬合は天然歯と同じでしょうか？　義歯の咬合接触様式は、フルバランスやリンガライズドオクルージョン（以下、リンガライズ）が基本となっています。フルバランスは、咬頭嵌合位にてABCコンタクトが接触し、更に、偏心運動時にすべての歯の作業側、平衡側が咬合小面でもって接触する咬合です。リンガライズは、上顎臼歯部の機能咬頭のみを咬合させることで、

第6章　IODにおける義歯床の形態と咬合

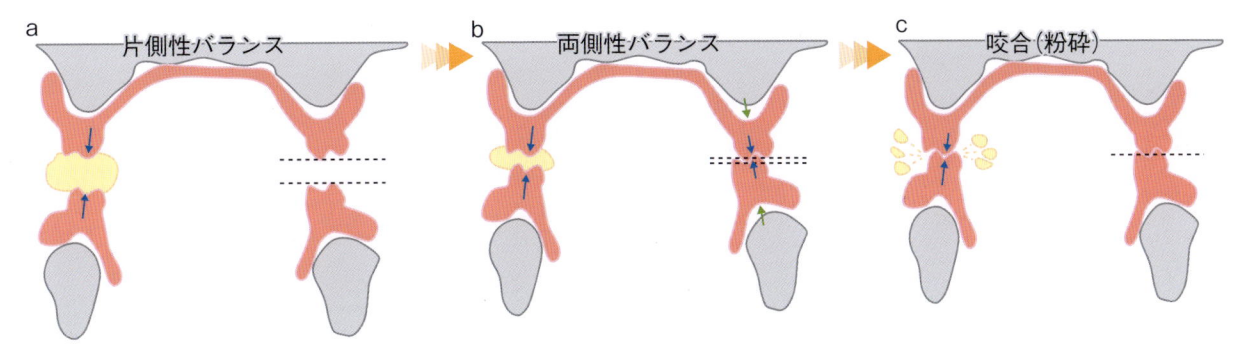

図❻ a〜c　義歯における片側性・両側性バランス。食塊を義歯で嚙み砕く際、まずは作業側で食塊をとらえ、義歯の平衡側には空隙がある。そこで、義歯が転覆し、脱離しないよう、片側性バランスを得る人工歯排列が必要となる。更に、嚙みつぶしてくると、作業側の上下人工歯が接触する前に、平衡側の人工歯同士が接触し、両側性バランスを得るようになる。平衡側の接触が支点となり、作業側の食塊を粉砕する

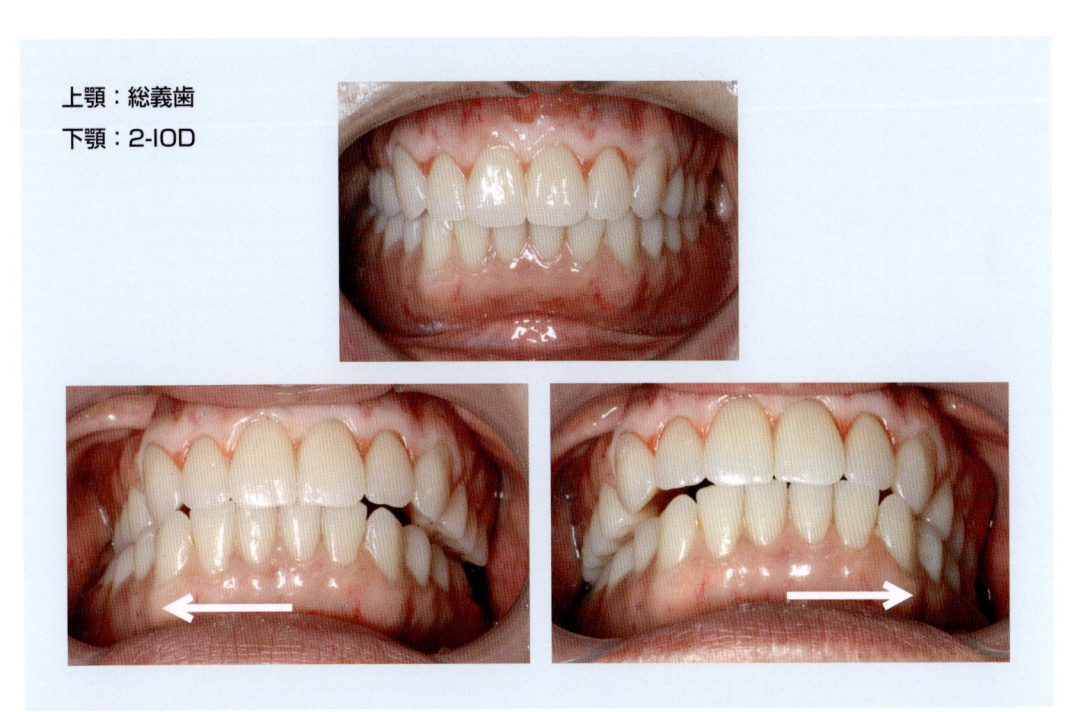

上顎：総義歯
下顎：2-IOD

図❼　2-IODでは、義歯治療をベースに考え、総義歯と同様に両側性平衡咬合を与える。側方運動時に平衡側で人工歯間の接触がある

義歯に対する側方力を軽減し、かつ装着後の咬合調整を容易にする方法です（図5）。

このように、天然歯や義歯における咬合接触様式というと、上下の歯が接触している状態を指します。しかし、義歯においては、咬合接触様式よりも、食塊が介在した状態での片側性、両側性バランスが優先されると考えています。天然歯と異なり、義歯は咀嚼時にわずかに動くため、このような食塊が介在した状態でのバランスを考える必要があります。

2）義歯における片側性、両側性バランス

天然歯では、食塊を大臼歯部で嚙み砕くとき、平衡側では作業側での粉砕とほぼ同時に、上下の歯は接触します。歯は歯根膜を介し顎骨と結合しているため、位置のずれはほんのわずかです。

一方、総義歯など多数歯欠損の義歯では、義歯床は柔らかい粘膜の上で動いて機能しています。咬合力が加わると粘膜の被圧縮性の範囲で圧下するとともに、義歯全体の位置が移動します。このことで総義歯では有歯顎とは異なる食物の咀嚼と

99

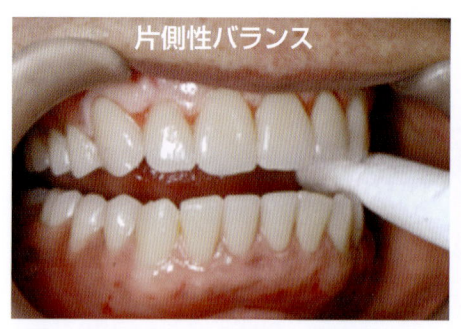

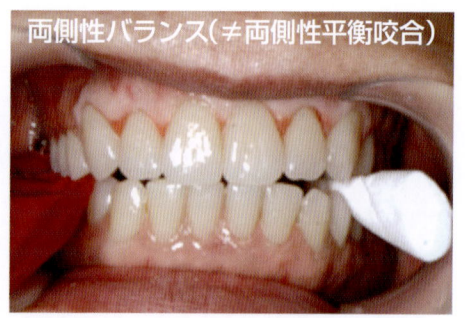

図❽ IODにおける片側性・両側性バランス。IODにおいても総義歯と同様に、片側性バランスと両側性バランスをともに獲得できると、よく噛める義歯となる

なります。

総義歯にて食物を噛み砕く際、片側の大臼歯部咬合面で食塊をとらえ、片側性バランスを保持しながら力を加えます（**図6a**）。更に、食塊のある作業側の上下人工歯間距離が少なくなると、上下総義歯は粘膜上でわずかに位置移動をして、平衡側の大臼歯において上下人工歯が接触します（**図6b**）。これを両側性バランスといいます。この接触が支点となり"第二種てこ"の原理で、作業側の食塊を噛み砕きます（**図6c**）。

このように、総義歯でよく噛めるためには、食塊を介在した状態での片側性バランスと両側性バランスが必要で、そのためには、機能時に義歯がわずかに動く必要があります。このことが天然歯と決定的に異なる点です。

天然歯では動きのない歯列同士のため、歯や顎関節を保護するために側方運動時に臼歯部が離開（Disclusion）する犬歯誘導やグループファンクションなどの咬合を付与することが多くあります。

一方、総義歯では両側性バランスを獲得しやすくするには、食塊を介在した状態で平衡側の上下顎人工歯間距離が近いほど有利となります。そのためには、咬合器上で人工歯排列の際、両側性平衡咬合を付与することで達成できます。フルバランスドオクルージョンやリンガライズドオクルージョンなど、両側性平衡咬合が義歯の安定とともによく噛める義歯には必要な理由です。

3）両側性平衡咬合と両側性バランスの違い

両側性平衡咬合とは、側方運動時に作業側の上下顎人工歯の接触とともに、平衡側の上下顎人工歯の接触がある状態をいいます。咬合とは、上下顎の歯が接触している状態を意味しますので、食塊が介在しない、言わば咬合器上における上下顎の歯の接触です（**図7**）。

一方、両側性バランスとは、食塊を介在した義歯の作業側と平衡側の均衡状態をいいます。作業側に食塊を介在した状態で、平衡側の上下顎人工歯が接触することで食塊を粉砕する力が発揮しやすくなります（**図8**）。両側性バランスを得やすくするためには、作業側で噛んだときに、平衡側の上下顎人工歯間の距離が近いほど接触しやすくなります。結果的には、両側性平衡咬合を付与することで、両側性バランスも得やすくなります。

4）両側性平衡咬合を付与するために

Hanauは、1922年に顆路調節機構とインサイザルガイドを有するH型咬合器を発表しました。そして、咬合器上で両側性平衡咬合を作り出すための咬合の5要素（**図9、10**）を取り上げています。顆路傾斜は患者さん固有の値で変えることができませんが、他の要素を調整することで、義歯に両側性平衡咬合を付与することができます。

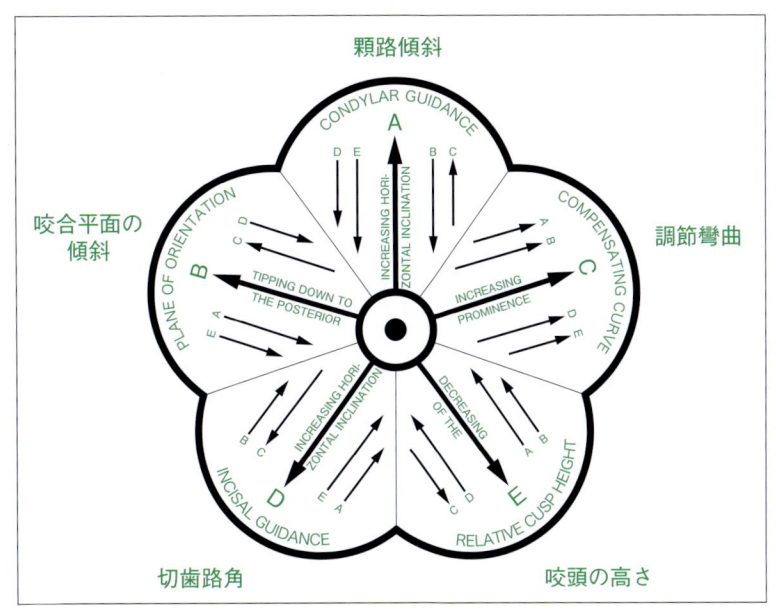

図❾ ハノークイント。両側性平衡咬合を付与するには、咬合の5要素の調節が必要になる。顆路傾斜は患者さん固有の値で変えることができないが、他の4要素で調整する（Hanau RL: Articulation defined, analyzed and formulated. J Am Dent Assoc, 13: 1694-709, 1926. より引用改変）

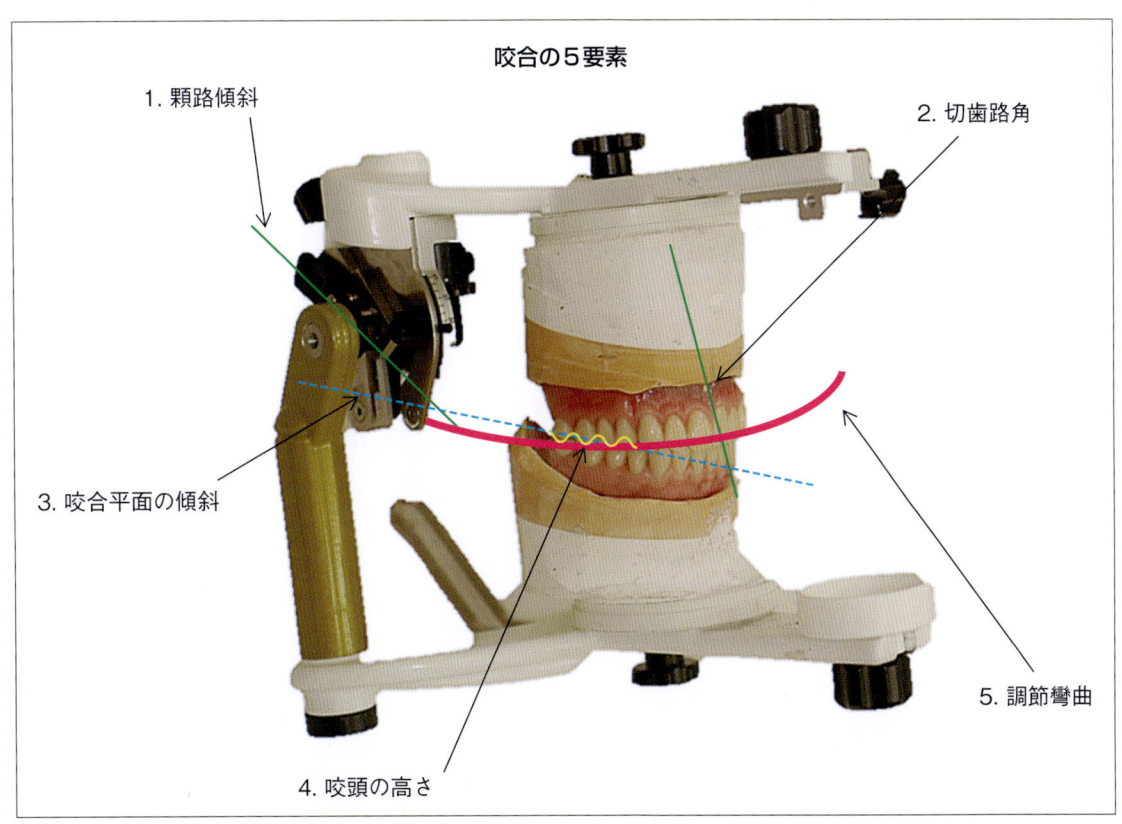

図❿ 咬合の5要素。臨床的には、調節彎曲を付与しておくと、両側性平衡咬合が得やすい

5）IODの咬合

● IODにおける咬合接触様式

IODの咬合接触様式を考える際に、まずはインプラントを埋入した本数や位置により、その義歯の挙動がどのように変化したのかを考える必要があります。2-IODのように、少ない本数で維持するIODでは、機能時における義歯の動きは総義歯より少なくなります。一方、多数のインプラントで支持するIODにおいては、義歯床はほとんど動かなくなります。そのような義歯の動きに応じた咬合の付与が必要です。

①2-IOD（少ない本数のインプラントで維持するIOD：Implant Retained Overdenture）

IODにおける義歯床縁形態の考え方で述べたとおり、少ない本数で維持するIODにおいては、義歯の役割は総義歯と近いものを要求します。臼歯部で食塊を粉砕するときは、総義歯と同じように両側性バランスがあると、患者さんにとってよく嚙める義歯となります。つまり、義歯はわずかに動き、平衡側の上下顎人工歯が接触することで、作業側で嚙みやすくなります。また、義歯の動きが少なくなる咬合接触様式が求められます。付与する咬合は、総義歯に準じ、フルバランスドオクルージョンやリンガライズドオクルージョンなどの両側性平衡咬合が望ましいといえます。

②多数インプラント埋入IOD（多数インプラントで支持するIOD：Implant Supported Overdenture）

咬合支持の役割の主体がインプラントとなり、義歯はほとんど動かないため、可撤式ブリッジと同様の咬合を付与します。

対顎が総義歯であれば、その安定のための咬合（両側性平衡咬合）が必要です。対顎が有歯顎であれば、有歯顎と同様の可撤式ブリッジとしての咬合付与を考え、犬歯誘導やグループファンクションなどのミューチュアリープロテクティッドオクルージョンを付与します（図11）。

総義歯、IOD、ボーンアンカードブリッジ、クラウンブリッジの咬合					
	総義歯	2-IOD	多数インプラントIOD	ボーンアンカードブリッジ	天然歯におけるクラウンブリッジ
義歯など補綴装置の動き	あり	僅かにあり	ほとんどない	全くない	全くない
付与する咬合		総義歯に準じる	対合歯による	クラウンブリッジに準じる	
両側性平衡咬合	◎	◎	△（対合歯が総義歯や多数歯PD）		
臼歯離開咬合			△（対合歯の動きがない）	◎	◎

両側性平衡咬合：フルバランスドオクルージョン、リンガライズドオクルージョンなど
臼歯離開咬合：犬歯誘導咬合、グループファンクションなど

図⓫ 義歯と天然歯の咬合。総義歯や2-IODのように、義歯が動くことで機能を発揮する場合、両側性平衡咬合を付与することで、義歯は安定するだけでなく、嚙みやすくなる。一方、多数インプラントを埋入したIODでは、対合歯が天然歯のような場合には、IODの義歯の動きはほとんどなく、付与する咬合もクラウンブリッジに準じたものとなる

第6章 IODにおける義歯床の形態と咬合

図⓬a

パーシャルデンチャーにおいて、支台歯及び欠損部顎堤の負担軽減のために、後方1/3には人工歯を排列しない

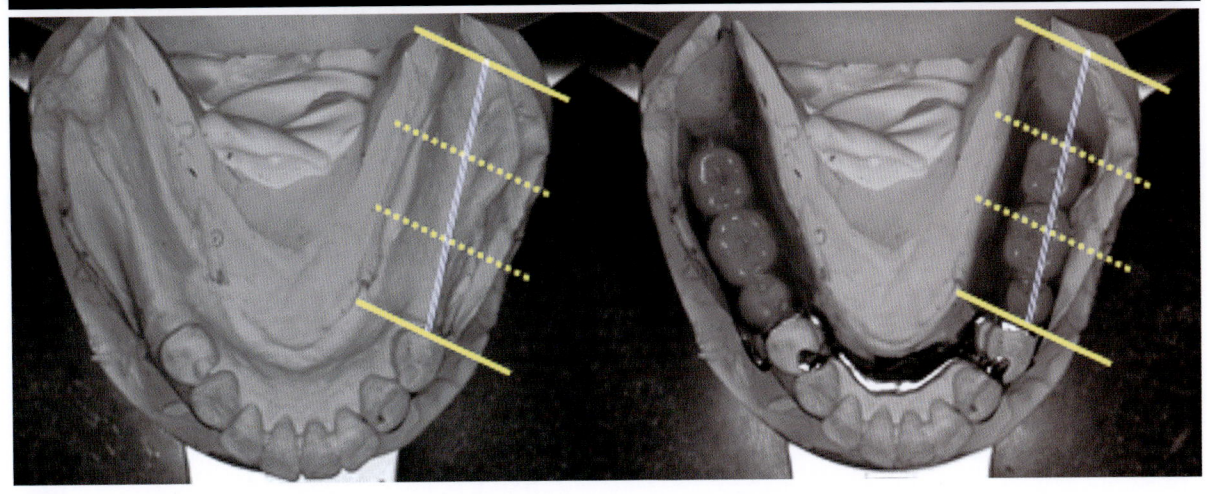

図⓬b

2-IODにおいても、遊離端部後方1/3には人工歯を排列しない（or 咬合させない）

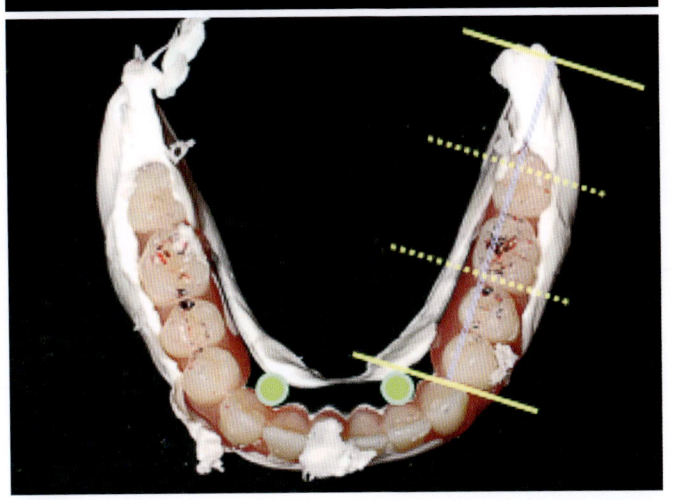

図⓬ ab　遊離端義歯の咬合とIODの咬合。遊離端義歯において欠損部の後方1/3は咬合させないことで安定する。2-IODでは、前歯部にインプラントがあり、後方は遊離端義歯と似た義歯の挙動を示す。2-IODにおいても、後方1/3は咬合させない

● 義歯治療をベースとしたIODに付与する咬合

　本来、咬合というと、上下の歯（人工歯）が接触した状態を指します。咬合接触様式は、咬頭嵌合位や側方運動時の接触状態での様式です。しかし、よく噛める高機能なIODの義歯を製作するためには、接触状態だけではなく、食物が介在し

た咀嚼時における義歯の挙動を考える必要があります。2-IODのような少ない本数のインプラントで維持するIODでは、義歯は動くことで機能しており、以下のことが重要となります。
①片側性・両側性バランスを獲得すること
②安定した臼歯部での咀嚼習慣（奥噛み）を達成

103

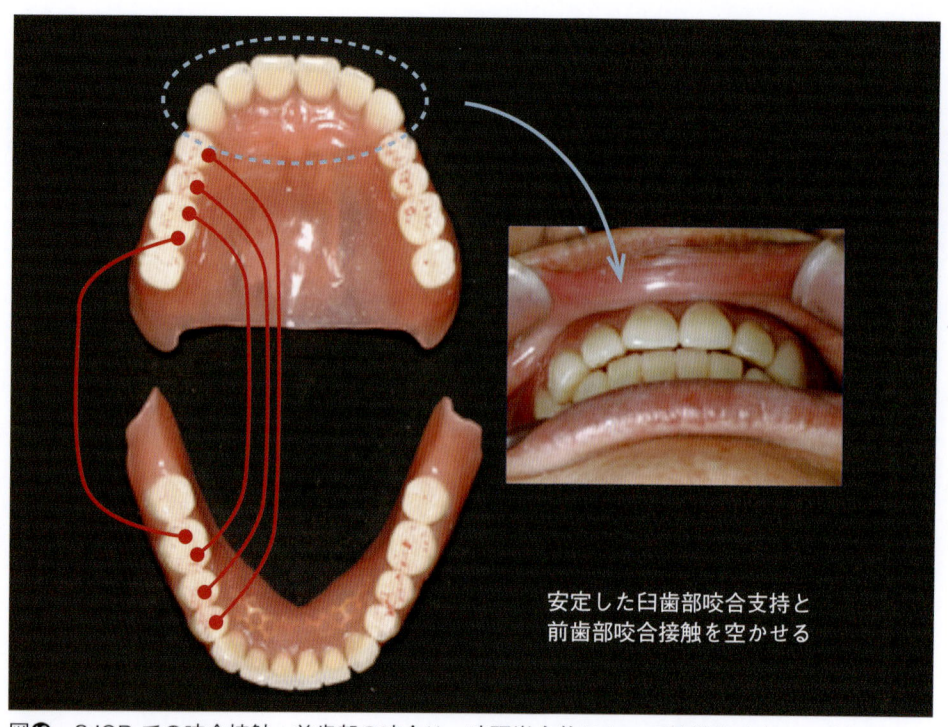

安定した臼歯部咬合支持と
前歯部咬合接触を空かせる

図⓭　2-IODでの咬合接触。前歯部の咬合は、咬頭嵌合位において接触させない。それにより前噛みによる上顎総義歯の維持力低下を防ぎ、安定して奥噛みができる咬合を付与する。咬合接触様式は、フルバランスまたはリンガライズなど両側性平衡咬合となる。この症例ではフルバランスで排列し、Aコンタクトをわずかに非接触としたフルバランス様リンガライズドオクルージョンとした

し、前噛みにならないこと
　これらは、咬合接触様式よりも優先されます。つまり、いかに正確な咬合接触様式を咬合器上で付与しても、片側性・両側性バランスが獲得できていなければ、食塊を噛もうとしただけで義歯は転覆し、また、前噛み習慣があると、容易に上顎義歯は外れてしまいます。

●症例でみる2-IODの咬合
　第4章症例（p.58）は、無歯顎患者さんにおいて上顎は総義歯、下顎は2-IODで治療した症例です。下顎の総義歯を製作しても、動いてうまく噛むことができず、来院時には上顎総義歯のみを装着している状態でした。上顎の顎堤はV字型を呈し、下顎の臼歯部顎堤は吸収し、ほとんど可動粘膜の状態でした。前歯部の顎堤のみが比較的残存していました。そのため患者さんは、上顎の総義歯と下顎の前歯部顎堤で食事していたようです。
　そのような環境では、患者さんは前噛みの咀嚼習慣となっており、下顎に治療用義歯を装着しても、前噛み傾向が続きました。上顎の顎堤はV字型のため、上顎の総義歯が噛むたびに外れるという問題があった症例です。
　対策として下顎に2本のインプラントを埋入し、2-IODとすることで、下顎義歯の動きが少なくなるようにしました。更に、両側性平衡咬合を付与することで、片側性、両側性バランスを獲得できました。結果的には、臼歯部でよく噛めるようになり、安定した奥噛み習慣を回復することができました。

第7章

無歯顎患者における上顎IOD

1. 上顎無歯顎患者においてIODはファーストチョイスか？
2. 上顎IODのデザイン（設計）
3. 上顎のIODの難しさ
4. 上顎のIODでの対策
   嘔吐反射の強い上顎シングルデンチャーへのIOD

1. 上顎無歯顎患者においてIODはファーストチョイスか？

1）総義歯 vs 上顎IOD

上顎では、ボーンアンカードブリッジに比べ4〜6本をバーで連結したIODは、成功率が低い結果（第2章参照）となっています。そもそも条件が悪く、ボーンアンカードブリッジにできない症例をIODにした症例も含まれるため、上顎におけるIODは非適応とはいえないまでも、慎重な対応が必要と考えられます。

上顎では総義歯はIODよりも劣るという結論はありません。つまり、顎堤がよく、義歯に適応している患者では、わざわざ総義歯をIODに変える理由はないということです。上顎でIODを適用する症例は、嘔吐反射など義歯床後縁の短縮や、より強い義歯の安定を求める場合に限局します。

2）ボーンアンカードブリッジ vs 上顎IOD

上顎では、少ない本数でのIODは信頼性が低いため、多数のインプラントを埋入する必要があります。多数のインプラントを埋入するのであれば、可撤式のIODよりも、固定式のボーンアンカードブリッジのほうが患者も満足します。

しかし、審美的に軟組織の形態回復が必要な場合には、義歯床のあるIODのほうが有利です。また、ボーンアンカードブリッジにおいて、将来上部構造物が破損した場合、修理が複雑になります。

その点、可撤式IODは修理が容易であり、インプラントを多数埋入し、CAD/CAMで製作したミリングバーなどで連結し、上部構造は可撤式とするFixed removable implant prosthetics（固定式に近い可撤式インプラント補綴）という設計もあります（p.113参照）。

2. 上顎IODのデザイン（設計）

1）埋入する本数は？

下顎無歯顎者において、少ない本数のインプラントによるIODは、信頼性の高い方法として評価されています。ところが、上顎無歯顎者においては、少ない本数では信頼性がありません。少なくとも4本、できれば6本以上のインプラントを埋入し、バーで連結することがスタンダードとなります。

2）埋入する位置は？

下顎では前歯部への埋入がスタンダードですが、上顎では前歯部への埋入はあまり適しません。上顎前歯部は、顎骨が脆弱で傾斜しており、更に、上顎義歯の挙動は大きく複雑なため、前歯部に埋入したインプラントには大きな力が加わります。そのため、前歯部だけに4本埋入することは適しません。

大臼歯部への埋入が可能であれば、大臼歯部、小臼歯部、犬歯部へ左右対称に6本埋入することが原則です（図1a）。大臼歯部への埋入が不可能な場合は、小臼歯部のできるだけ後方と犬歯部付近に左右対称に4本の埋入となります（図1b）。あくまでも大臼歯、小臼歯部への埋入が必要で、それらをバーで結ぶ際、顎堤上にバーを設置できるよう、補助的に犬歯部付近の埋入が必要となります。

3）ローディングの時期は？

図2のとおり下顎のIODでは、通常荷重は非常に信頼できるローディングの時期です。また、即時荷重であっても臨床的によく実証されている方法ともいえます。ところが、上顎のIODに関しては、通常荷重のみよく実証されている方法であり、早期の荷重は好ましくありません。

通常荷重の期間に関しては、下顎が3ヵ月以上、

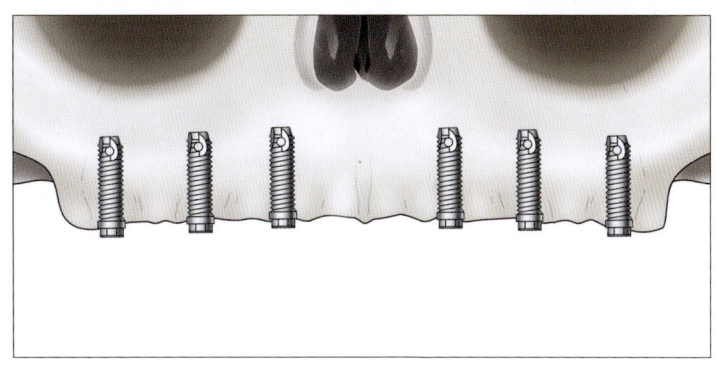

図❶a

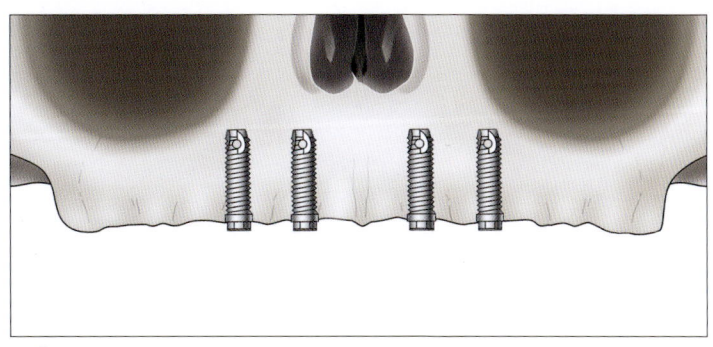

図❶b

図❶ab 上顎のIOD埋入位置。上顎では最低4～6本のインプラント埋入が必要。大臼歯部への埋入ができない場合は、犬歯から小臼歯部へ4本埋入する。可能であれば大臼歯部を含む6本以上が望ましい

上顎は6ヵ月以上といわれてきましたが、2008年のITIコンセンサス会議では、荷重プロトコールの定義が、通常荷重が2ヵ月を超えると修正されています。

4）アタッチメントは？

上顎は骨質も悪く、更に上顎義歯の挙動が大きく複雑なため、インプラントをバーで連結することがスタンダードとなります。

バーは回転を許容しないリジッドな維持装置を使用します。

バーを設置できない場合は、各々のインプラントに側方力の加わりにくいマグネットなどのアタッチメントの使用が適切です。

ローディングプロトコールの検証（無歯顎）

	可撤式	
	上顎IOD	下顎IOD
通常荷重	CWD	SCV
早期荷重	CD	CWD
即時荷重	CID	CWD
即時埋入・即時荷重	CID	CID

高評価低
- SCV：Scientifically and Clinically Validated
- CWD：Clinically Well Documented
- CD：Clinically Documented
- CID：Clinically Insufficiently Documented

・SCV：科学的かつ臨床的に検証されている
・CWD：臨床的によく実証されている
・CD：臨床的に実証されている
・CID：臨床的に十分実証されていない

図❷ IODの荷重プロトコール。下顎IODでは、通常荷重は信頼性の高いローディングの時期であり、即時荷重も十分可能。しかし、上顎IODでは通常荷重は必須（Gallucci GO, Morton D, Weber HP: Loading protocols for dental implants in edentulous patients. Int J Oral Maxillofac Implants. 24: 132-146, 2009. より引用改変）

3. 上顎のIODの難しさ

1）上顎のインプラント

上顎のインプラントは、下顎に比べ一般的に生存率は低下します。かつ、上顎IODはローディングまでの期間を十分取る必要があります。そのような条件が悪いところに、更に治癒期間中に仮義歯による粘膜を介した荷重が加わる可能性があります。

また、上顎の前歯部や小臼歯部へインプラントを埋入する場合、顎骨の形態から咬合平面に対し傾斜して埋入されることが多く、この傾斜埋入も注意が必要です。上顎のIODでは、骨結合を妨げる因子が多くあります。

2）上顎義歯の複雑な挙動

上顎の総義歯では、下顎とは異なり上下動や回転運動など複雑な挙動をします。そのため、下顎ではアタッチメントに回転許容性を付与し、インプラントへの外傷力を逃がすことができますが、上顎では回転許容性を付与せず、支持型のアタッチメントを使用します。

術後も複雑な動きのため、アタッチメントには側方力が加わることになり、そのため、4〜6本のインプラントを埋入し、それらをバーで連結することが推奨されます（図3）。

4. 上顎のIODでの対策

1）インプラント埋入時

結論から言えば、少ない本数での上顎IODはリスクを伴います。最低でも4〜6本のインプラントを、十分な直径と長さをもって埋入する必要があります。

そして、可能な限り咬合平面に垂直に埋入し、できるだけ前歯部は避けます。また、テンポラリーインプラントを埋入し、治癒期間中の仮義歯からの外傷を少なくするのも一つの方法です。

2）アタッチメント

前歯から小臼歯部へかけての前方部に埋入した場合や傾斜埋入された場合は、バーで連結します。義歯には回転許容性を付与せず、リジッドなアタッチメントを使用します。

3）義歯

機能時にできるだけ動きの少ない義歯を製作します。咬合は、可撤式ブリッジと同様の考え方となり、犬歯誘導、またはグループファンクションも可能です（図4）。

上顎IODが難しい原因

1. 治療期間における問題
   - 下顎に比べ骨質がよくないので、免荷期間が必要
   - 仮義歯による側方力が加わりやすい

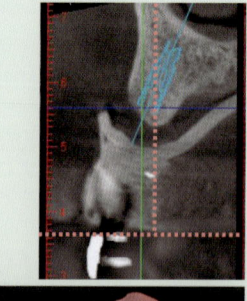

2. IOD装着後における問題
   - 上顎義歯独特の複雑な挙動による側方力
   - インプラントが支持となりやすい
   - 傾斜埋入してあると側方力が加わる

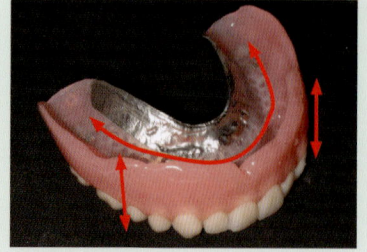

図❸

第7章　無歯顎患者における上顎IOD

上顎IODの難しさへの対策

1. 治癒期間における問題に対し
   - 仮義歯を十分にリリーフ
   - インプラントを深く埋入
   - テンポラリーインプラントの併用

2. IOD装着後における問題に対し
   - インプラントを太く、長く、多数埋入
   - できるだけバーで連結する（特に傾斜埋入時）

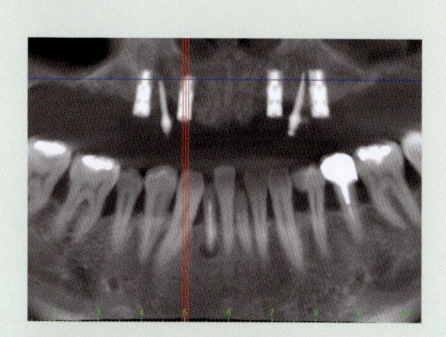

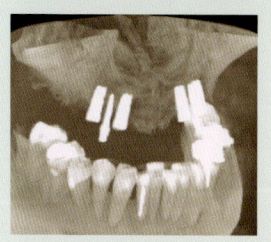

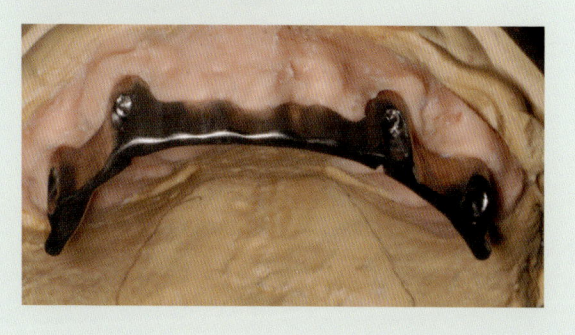

図❹

嘔吐反射の強い上顎シングルデンチャーへのIOD

患者：46歳、男性
主訴：前歯部が動揺し、噛めない

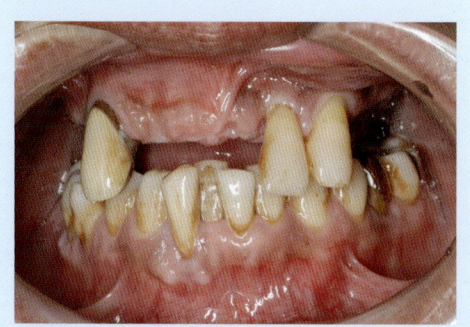

図❺a　初診時の正面観

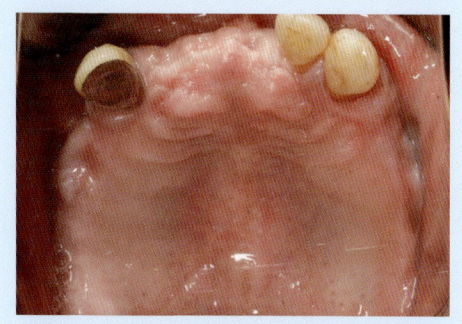

図❺b　上顎の咬合面観。残存歯は動揺度2〜3度であり、パーシャルデンチャーは違和感があり、ほとんど使用していなかった

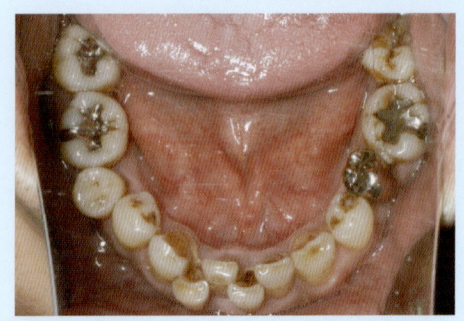

図❺c 下顎の咬合面観。下顎はすべて天然歯である

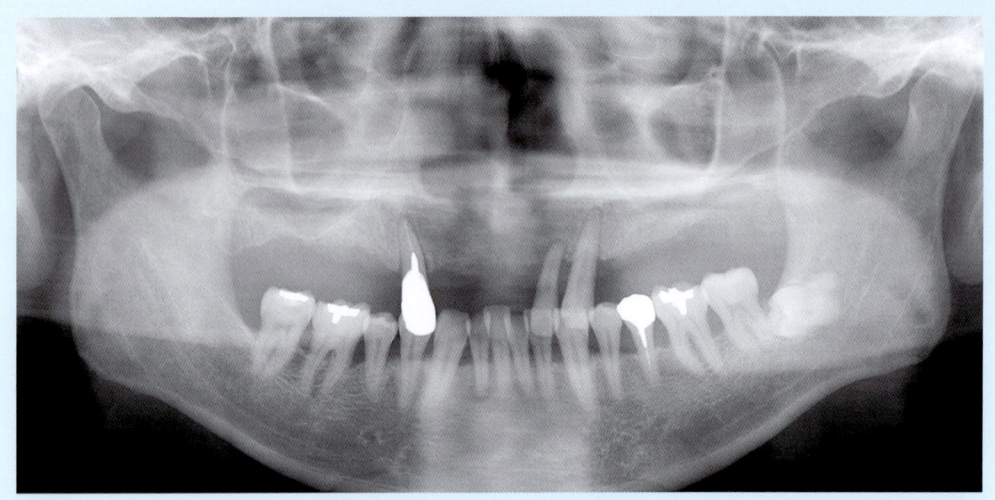

図❺d 初診時のパノラマX線写真。上顎の前歯は付着を喪失し、抜歯となった

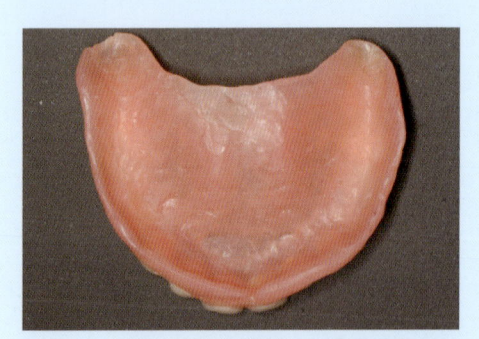

図❺e 上顎の治療用義歯。上顎残存歯を抜歯し、治療用総義歯を製作した。しかし、嘔吐反射による違和感と、義歯の動きによる発音の問題を訴えた。患者の年齢も考慮し、ボーンアンカードブリッジ、IODを検討した。将来起こり得るトラブルへの対応の容易さやコストの面で、IODにすることにした

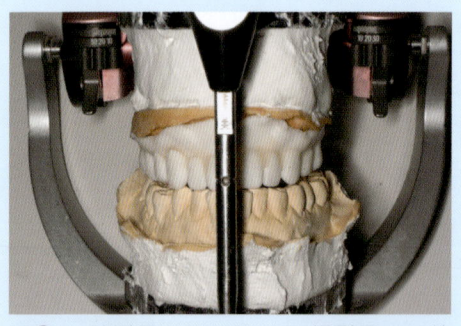

図❺f 診断用ステント。CT撮影用のX線造影剤を混ぜたステントを製作

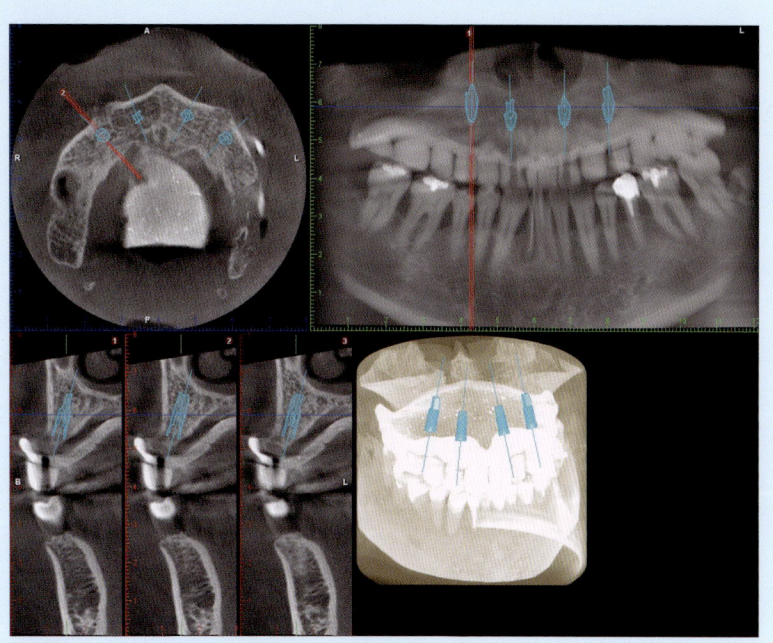

図❺g　コーンビームCT画像。臼歯部の顎骨は吸収しているため、インプラントは小臼歯部から前方に4本埋入する計画を立てる

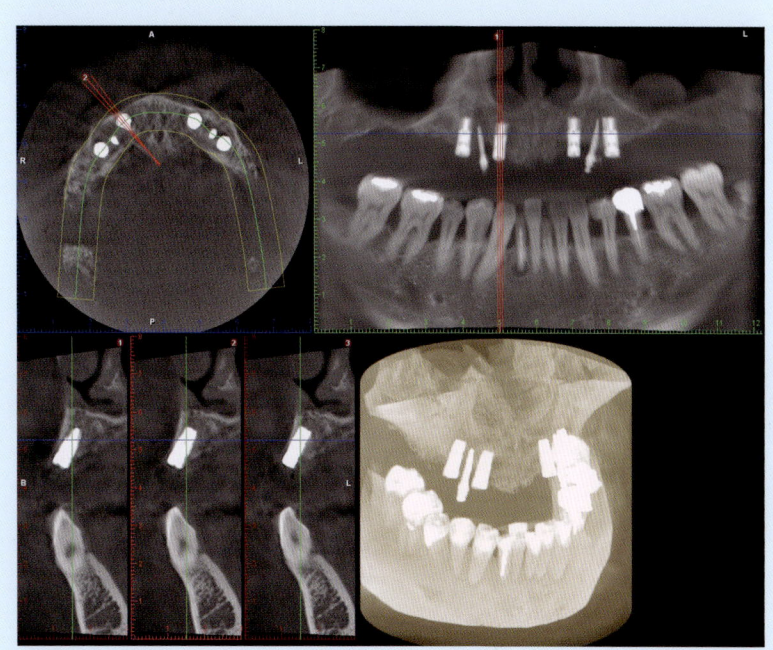

図❺h　埋入後のコーンビームCT画像。直径3.8mmのインプラントを左右均等に4本埋入した。また、治療用義歯の安定とインプラントへの負荷の防止のため、テンポラリーとしてのミニインプラントを2本埋入した

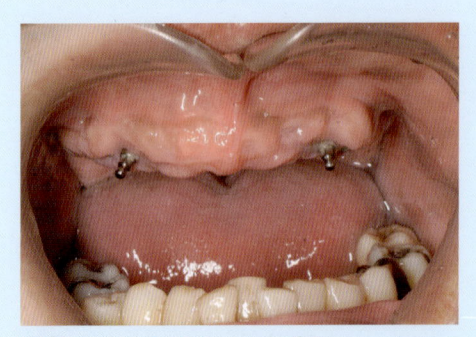

図❺i　テンポラリーインプラント。ミニインプラントは上顎では適応ではない。あくまでテンポラリーとして適用した

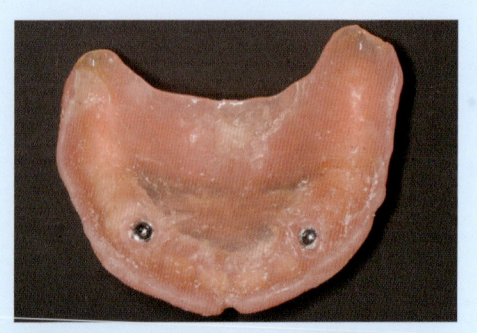

図❺j　O-ringを装着した治療用義歯。ミニインプラントをテンポラリーとして使用することにより、術後、すぐに義歯の維持を獲得できた

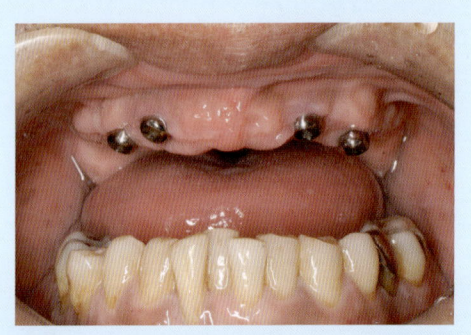

図❺k　二次オペ後。下顎のIODでは、1回法での即時荷重も信頼性が高い。しかし、上顎IODでは、下顎に比べると即時荷重は信頼性が高くない。2回法を選択し、3～4ヵ月の治癒期間を経過後、二次オペを行うのが望ましい

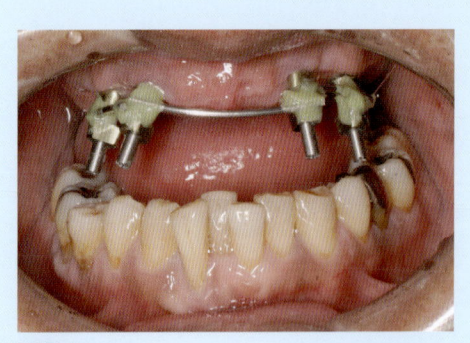

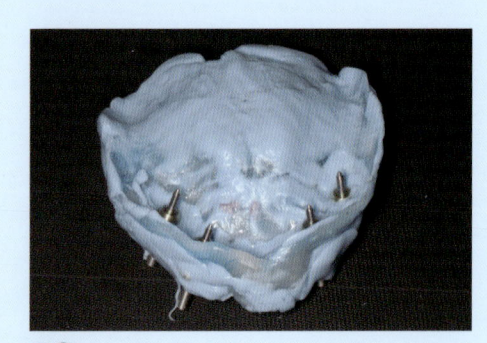

図❺l

図❺m

図❺lm　バーアタッチメントの印象採得。CAD/CAMにてバーアタッチメントを製作する計画とした。CAD/CAMにより精度の高い技工物の製作が可能となった。印象採得の際、インプラントの位置関係を正確に記録することがポイント

第7章　無歯顎患者における上顎IOD

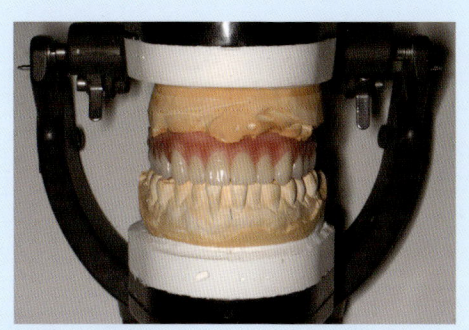

図❺n　補綴スペースの確認。バーアタッチメントは、義歯床の中に入る補綴スペースが多く必要となる。アタッチメントの印象採得時、咬合採得を行い、咬合器に装着し、人工歯を仮排列する

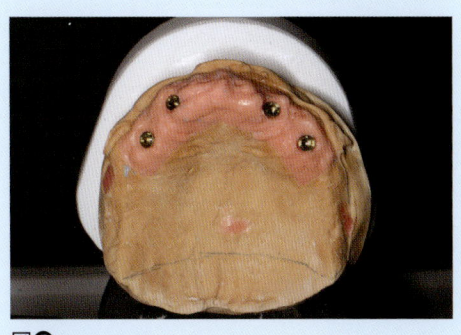

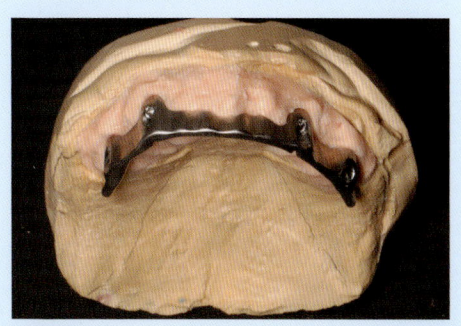

図❺o

図❺p

図❺op　CAD/CAMミリングバー。CAD/CAMにてチタン製のバーを製作した。研磨時、ミリングを行った

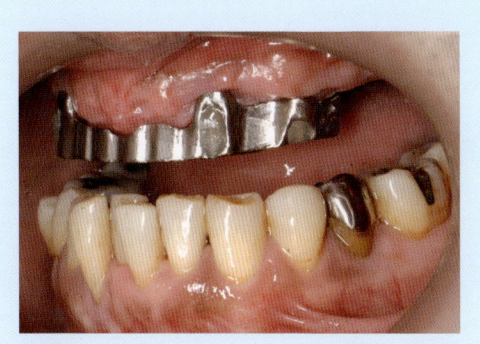

図❺q　バーアタッチメントの装着。CAD/CAMで製作すると、ろう着では得られない適合が可能となる。4本のうち遠心の1本のスクリューを締めても、反対側の適合も得られている

図❺r

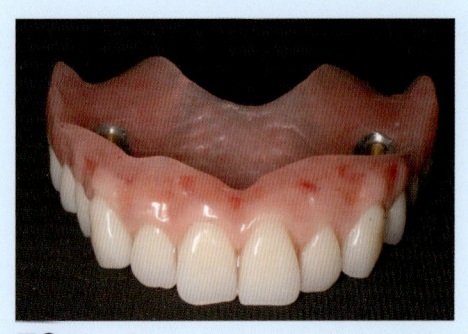

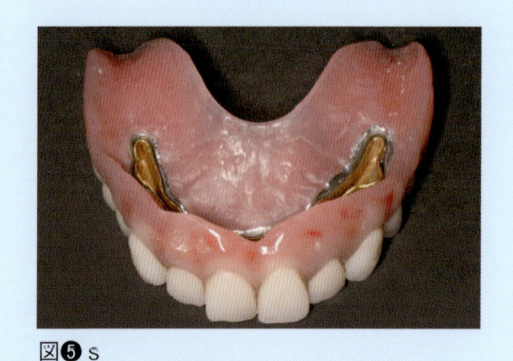

図❺s

図❺rs 上顎IODの完成。本症例ではAGCガルバノを使用した外冠にした

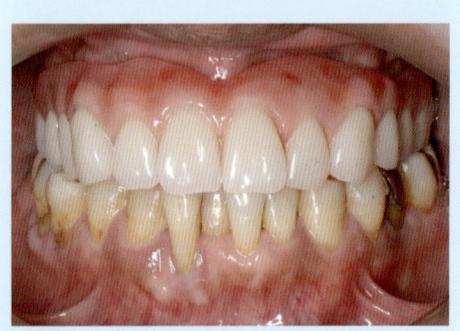

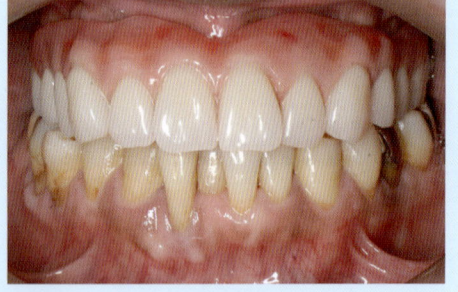

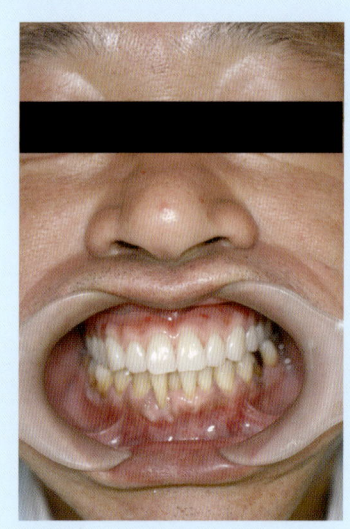

図❺t

図❺u

図❺tu 口腔内に装着した上顎IOD。上顎のIODは、4〜6本のインプラントを必要とする。固定式のボーンアンカードブリッジにするかIODにするかは、患者の年齢、要望、予算などで決定する

第8章

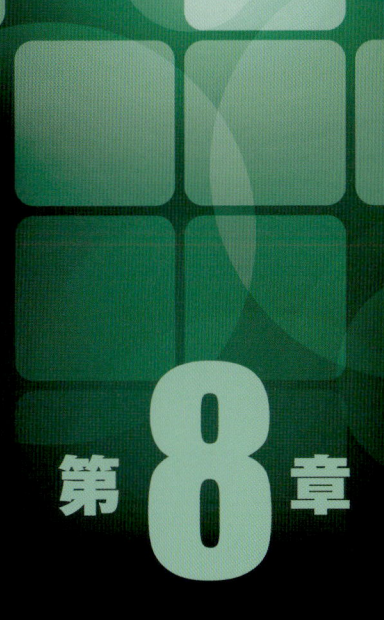

遊離端欠損における
インプラント支持
パーシャルデンチャー

1. 遊離端義歯床下に1本のインプラントを応用する利点
　上顎シングルデンチャー難症例への対応
　ハイジーンを考慮したIOD症例
　咬合崩壊の進行にIODにて対応した症例

2. インプラント支持パーシャルデンチャーにおけるアタッチメント

3. インプラント支持パーシャルデンチャーの欠点

無歯顎患者における下顎IODに関しては、数多くの研究で検証され、信頼性の高い治療法として評価されています。本章で提示するパーシャルデンチャーの床下にインプラントを埋入したIODは、現在のところ十分な研究がない分野です。

しかし、遊離端欠損症例において、義歯床下に1本のインプラントを埋入し、確実な咬合支持を得る方法は、補綴治療の大原則である"安定した奥噛み習慣"を作るうえで、臨床的には価値のある方法です。

少ない本数のインプラントをパーシャルデンチャーに応用した臨床例から、その利点と注意点について考察します。

1．遊離端義歯床下に1本のインプラントを応用する利点

1）咀嚼能力の向上
遊離端欠損が中間欠損化することで、臼歯部の咬合支持が増加するとともに、義歯の沈下が少なくなり、咀嚼能力が向上、つまりよく噛めるようになります。

2）残存歯列や顎堤の保護
遊離端義歯は、咬合力が加わったときに義歯床が後方へ沈下し、鉤歯に側方力が加わりやすくなります。また、義歯床下に荷重がかかり、顎骨も吸収します。遠心部に1本インプラントを埋入し、IODとすることで、確実な支持となり、義歯床の沈下や顎骨の吸収を少なくすることができます。

3）前噛みを防ぎ、安定した奥噛み習慣の獲得
遊離端義歯においては、後方の義歯床よりも前方の残存歯のほうが歯根膜感覚があり、咀嚼感覚に優れ、また、咬合力も発揮しやすい状態です。つまり、臼歯部の咬合支持を十分に回復しなければ前噛み習慣となり、咬合崩壊や義歯の不安定要因になります。たとえ1本のインプラントが義歯床下にあるだけでも、臼歯部の咬合支持能力は高まります。

4）義歯床の大きさを最小に
義歯床縁は、抜歯により失われた軟組織の形態を回復するのみでよく、義歯床縁が辺縁封鎖を増強するための便宜的形態（第6章 IODにおける義歯床の形態と咬合、p.94参照）は不要となります。そのため、義歯床縁の大きさは最小ですみます。また、ハイジーンをよくするため、コーピング周囲を義歯床で覆わない内冠と外冠の形態にすることで、更に小さな義歯床となります。

上顎シングルデンチャー難症例への対応

患者：60歳、女性
主訴：上顎の総義歯がゆるい

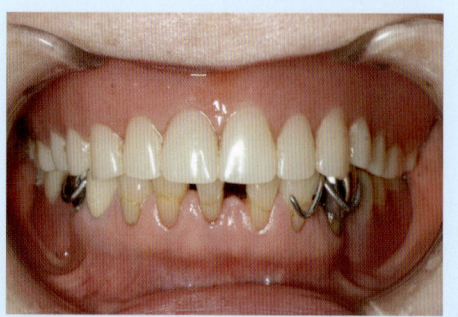

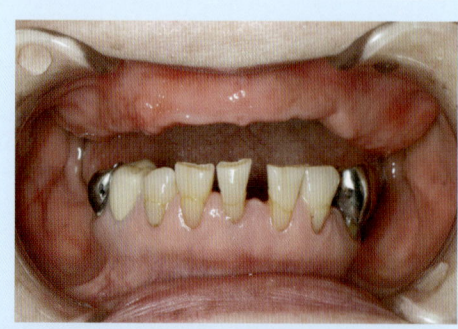

図❶ ab　初診時の口腔内写真。上顎に総義歯、下顎に遊離端義歯を装着している

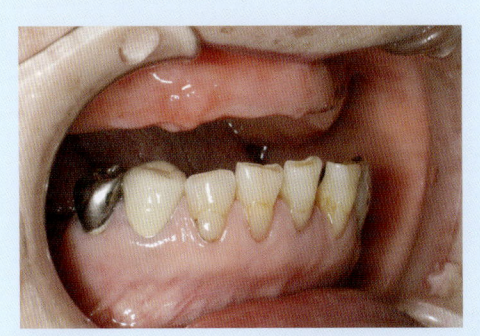

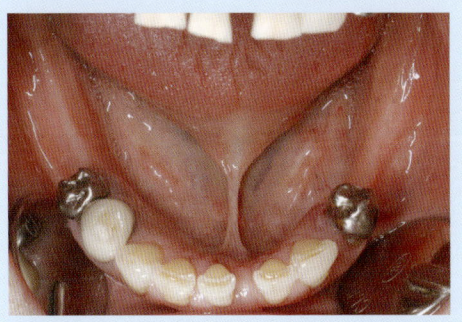

図❶c〜e　上顎の顎堤は吸収が少なく、義歯製作は容易にみえる。しかし、患者は長い間、上顎総義歯の問題を抱えていた

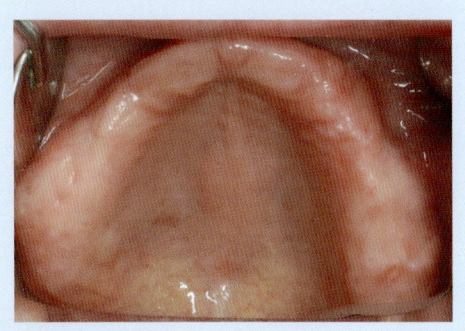

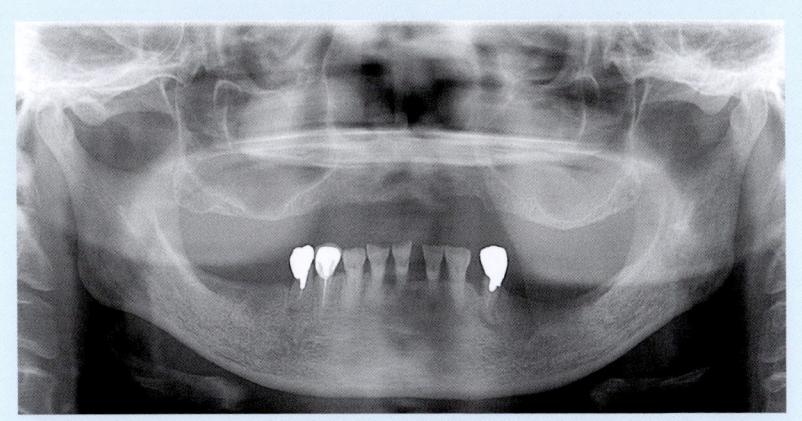

図❶f　初診時のパノラマX線写真。右下5番、左下4番は歯根破折を起こしており、抜歯の予定となった。下顎の前歯部が残存する上顎シングルデンチャー症例は、上顎の維持安定を得にくく、難症例になることがある

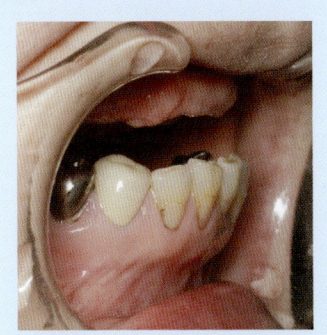

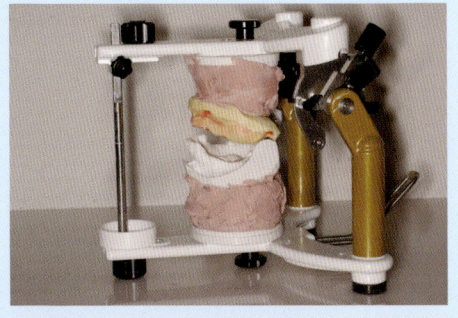

図❶gh　上下顎顎堤の関係。上顎前歯を抜歯すると唇側の骨は吸収し、下顎前歯部が残存すると3級の関係になることが多い。咬合器に装着すると、ケリーのコンビネーションシンドロームと同様の徴候が出ていた

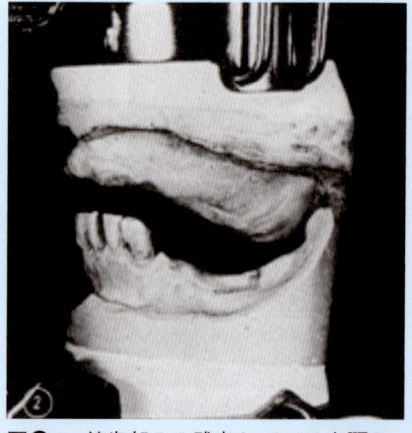

1. 上顎前歯部のフラビーガム
2. 上顎結節の下方成長
3. 下顎前歯の挺出
4. 下顎臼歯部の顎堤吸収
5. 口蓋部の粘膜過形成

図❶i　前歯部のみ残存している上顎シングルデンチャー症例においては、難症例となることが多い。ケリーはその特徴をまとめ、コンビネーションシンドロームと称した。本例でもその傾向がある（写真は、Ellsworth Kelly: Changes caused by a mandibular removable partial denture opposing a maxillary complete denture. J Prosthet Dent, 1972. より引用）

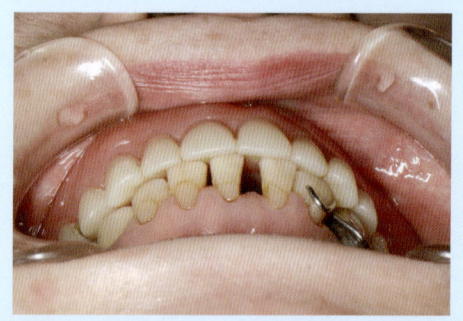

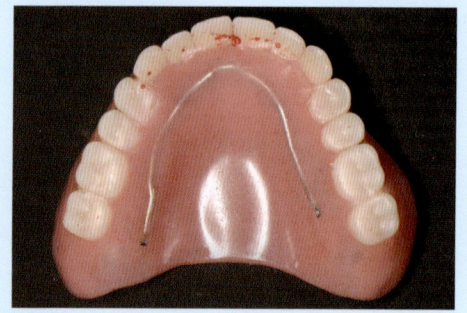

図❶jk　前噛み傾向。歯根膜感覚のある前歯部で噛む習慣がついており、前歯部の咬合接触を削除しても、時間とともに再度、前歯部で咬合するようになる。前噛みになれば、上顎の総義歯は噛むと外れる

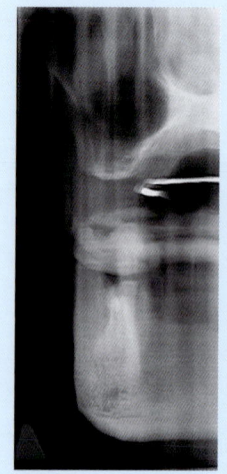

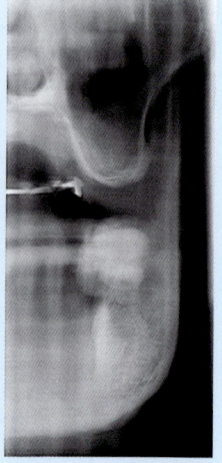

図❶l　2D-CT画像。下顎臼歯部の顎堤は吸収していたが、短いインプラント（直径3.8mm、長さ8mm）であれば、埋入が可能であった

第8章 遊離端欠損におけるインプラント支持パーシャルデンチャー

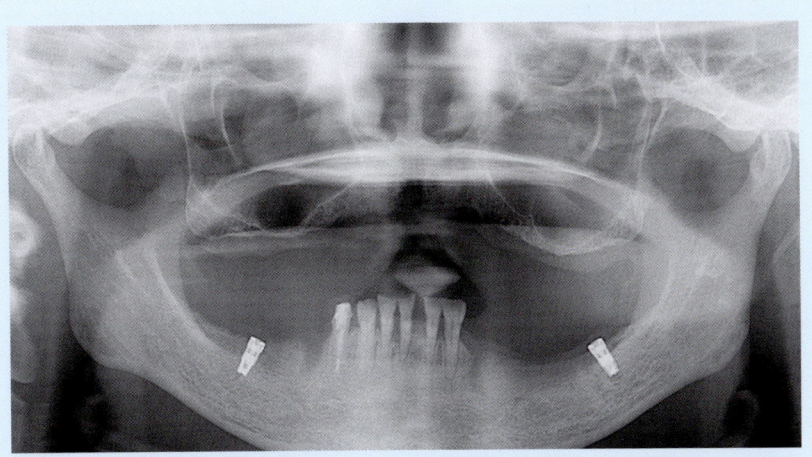

図❶m　インプラント埋入後のパノラマX線写真。下顎の遊離端義歯において、臼歯部の沈下を防ぐ支持のための短いインプラントを埋入

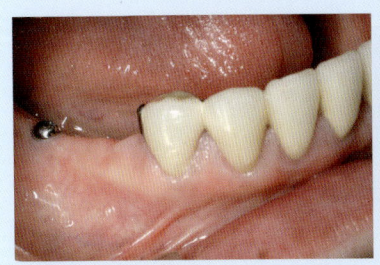

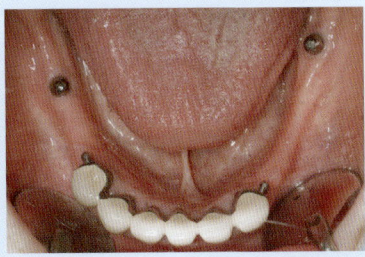

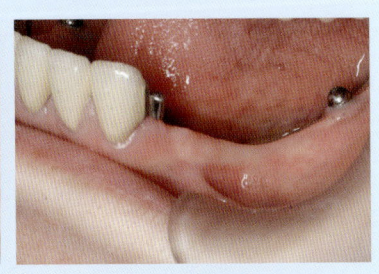

図❶n　ドーム型アタッチメント。カスタムにてドーム形態をしたアタッチメントを製作。維持のためではなく、支持のためのアタッチメントである

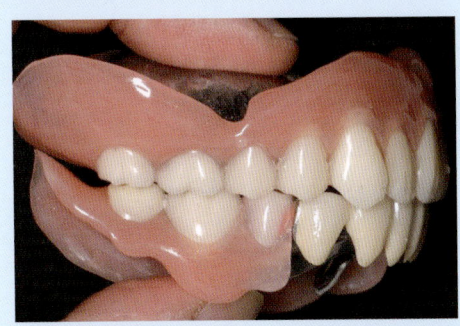

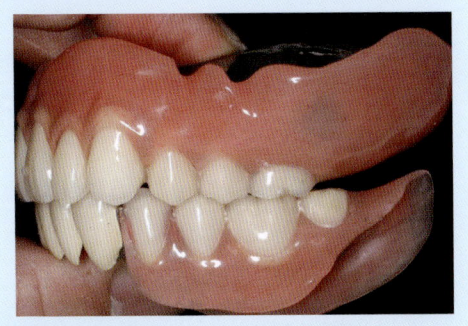

図❶op　製作した義歯。上顎は総義歯、下顎は前歯部が固定式ブリッジ。遠心に歯冠外アタッチメントを付け、臼歯部は可撤式のIODであるインプラント支持パーシャルデンチャーとした

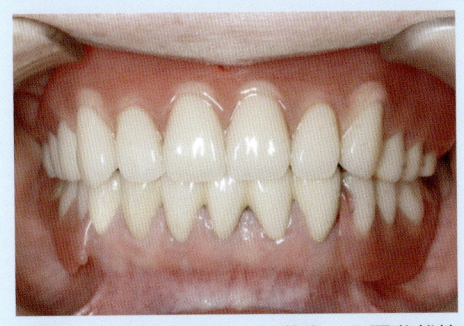

図❶q　口腔内に装着した義歯。下顎遊離端義歯の遠心側に支持のためのインプラントを埋入しIODにすることで、術前の前噛み習慣が安定した奥噛み習慣へと変化した。結果として上顎のシングルデンチャーは安定した

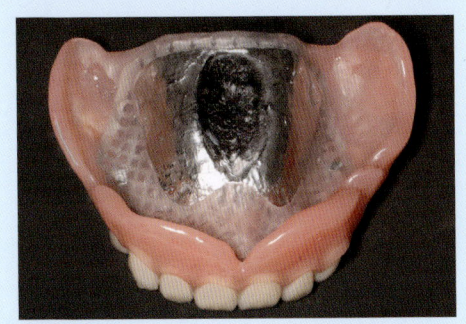

図❶r　上顎のシングルデンチャー。下顎にインプラントがあるとはいえ、下顎前歯部の歯根膜感覚は鋭敏であり、将来、前噛みになる懸念がある。上顎の後縁部はレジンで作ることにより、維持力低下に備える

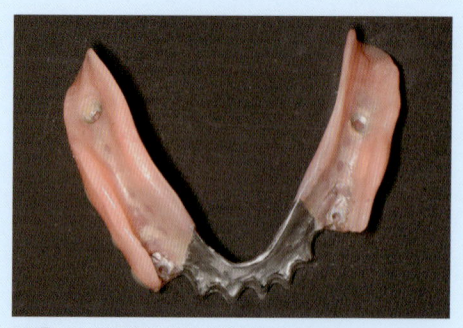

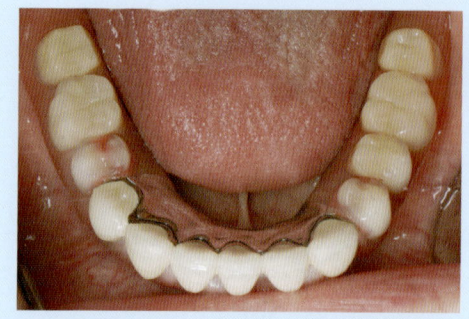

図❶st 下顎のインプラント支持パーシャルデンチャー。ドーム型アタッチメントが支持として働いている。咬合力が加わるため、メタルフレームがアタッチメントの上まで覆うことで、義歯の破折を防止する

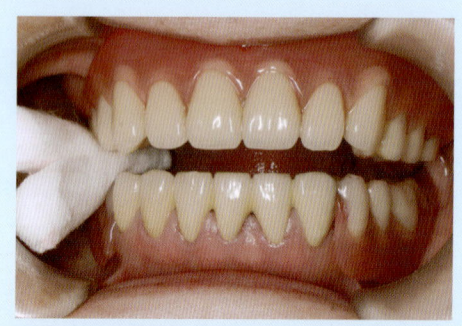

図❶u 片側性バランス

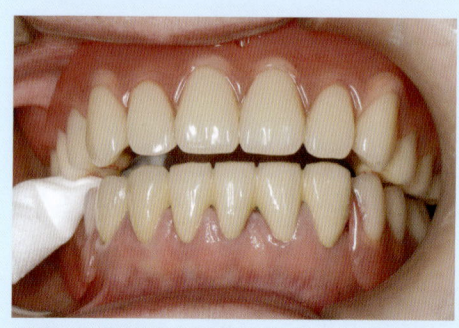

図❶v 両側性バランス

図❶uv IODの咬合。下顎のIODは、臼歯部の義歯の沈下も少なく、義歯の挙動は少ない。しかし、上顎は総義歯のため、食塊を嚙み砕く場合は作業側ではまず片側性バランスが必要であり、更に、上下顎の人工歯間が縮まると平衡側の人工歯が接触し、両側性バランスを得ることで、よく嚙める義歯となる。そのためには、咬合器上で両側性平衡咬合を付与する人工歯排列と咬合調整が必要となる

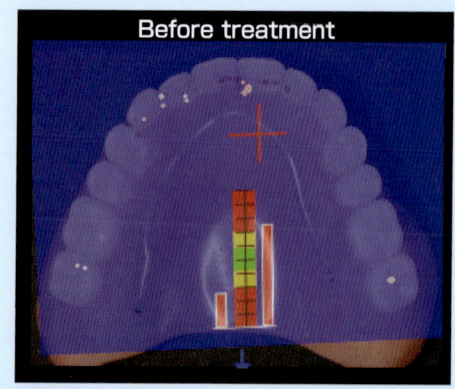

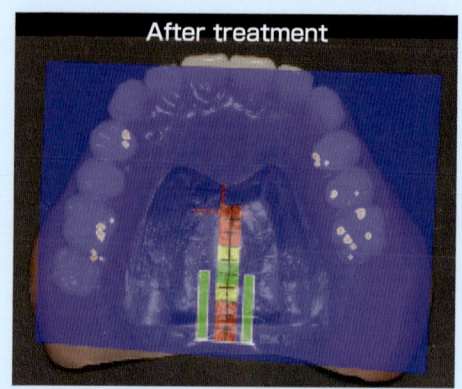

図❶wx デンタルプレスケール（義歯との合成写真）。術前は前噛み習慣があり、プレスケールでの咬合力集中域も前方であった。術後は後方で安定しており、上顎総義歯の安定とも一致している

第8章 遊離端欠損におけるインプラント支持パーシャルデンチャー

ハイジーンを考慮したIOD症例	患者：66歳、女性 主訴：上顎総義歯がゆるい。右下パーシャルデンチャーが痛くて噛めない

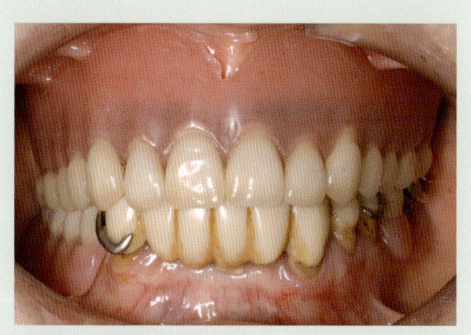

図❷a　初診時の正面観

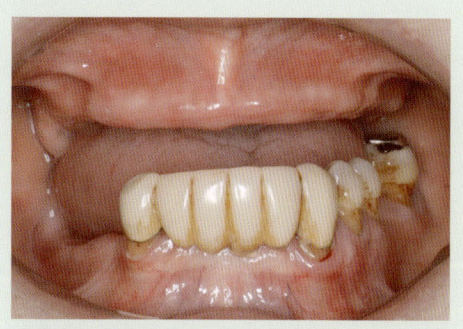

図❷b　初診時の正面観（義歯なし）。上顎は無歯顎、下顎は部分欠損のある上顎シングルデンチャー

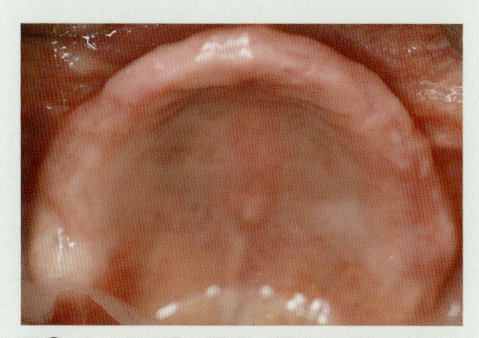

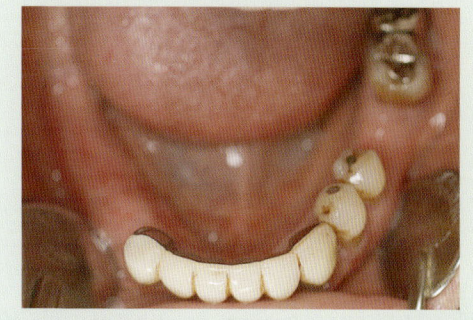

図❷cd　上下顎の顎堤。顎堤の吸収は少なく、一見すると義歯製作には条件がよいようにみえる。上顎ではこのような明瞭な上顎結節があると、通常は維持が得やすい。ところが、患者は上顎義歯の不安定を訴えていた

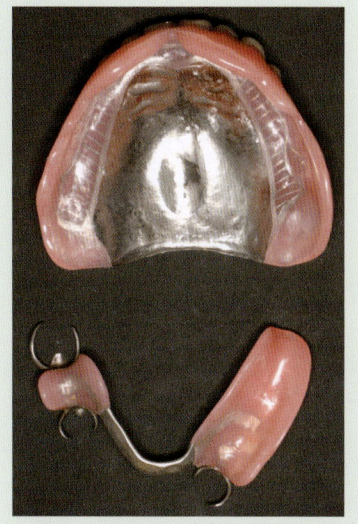

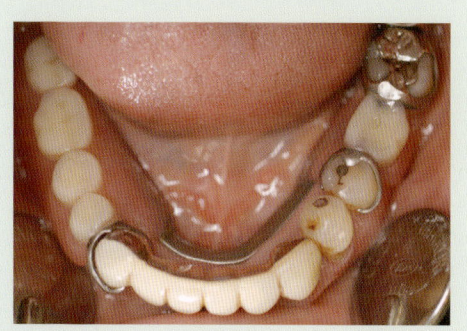

図❷ef　装着していた義歯。上顎は総義歯、下顎はパーシャルデンチャーを装着していた

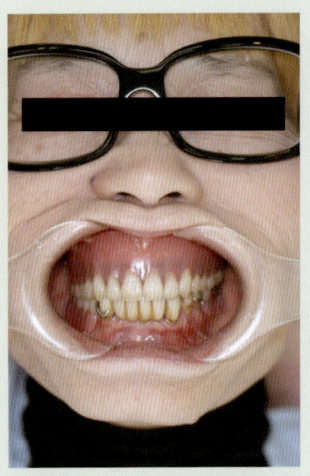

図❷g 咬合平面。顔貌に比較して、咬合平面が右下がりになっている

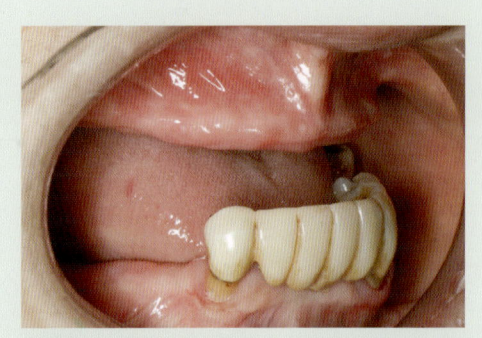

図❷h 上顎顎堤の吸収。上顎前歯部は、歯を失うと唇側の顎堤は吸収し、下顎前歯が残存していると３級傾向を示すことが多い。前歯部で噛むと、上顎の総義歯は容易に外れてしまう

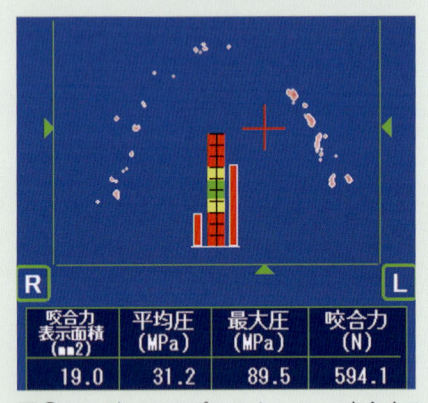

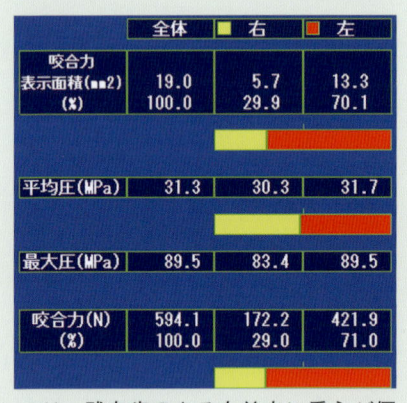

図❷ij デンタルプレスケール。咬合力のバランスは、残存歯のある左前方に重心が偏位している

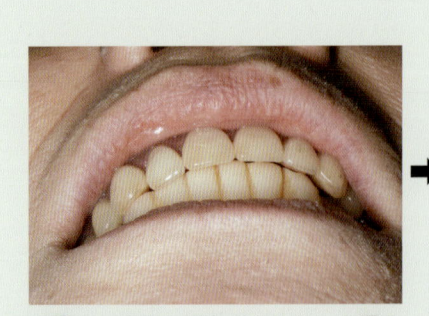

図❷k 前噛み傾向があると、上顎の総義歯は安定しない。前歯部での咬合接触がある

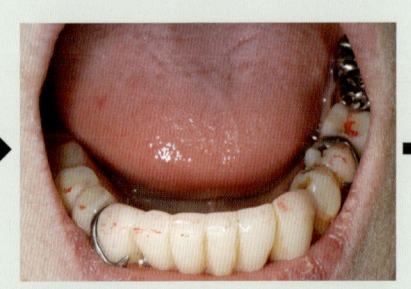

図❷l 下顎の前歯部を削合し、咬合接触を絶つ

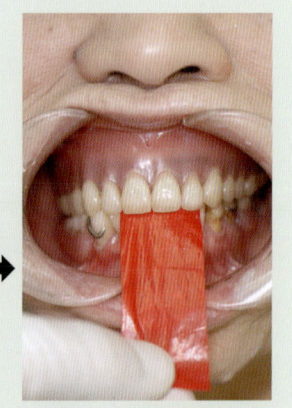

図❷m 時間の経過とともに再度、前歯部で咬むようになってしまう

図❷k～m 前噛み傾向。下顎前歯部の残存した上顎シングルデンチャーの難しい原因は、前噛みにあることが多い

第8章 遊離端欠損におけるインプラント支持パーシャルデンチャー

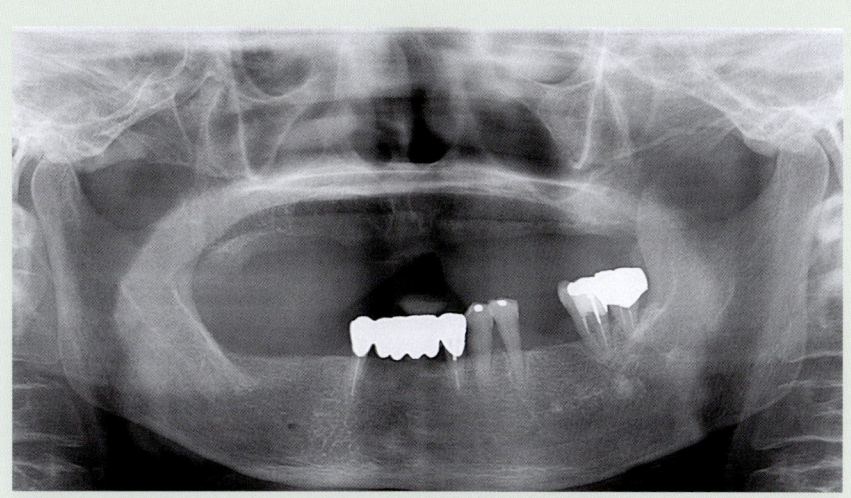

図❷n　初診時のパノラマX線写真。下顎の遊離端部は複数のインプラントを埋入し、固定式の補綴装置にすることも検討したが、患者は義歯の使用に慣れており、残存歯の予後の問題と侵襲を少なくするため、遊離端部にインプラントを1本埋入する計画を立てた

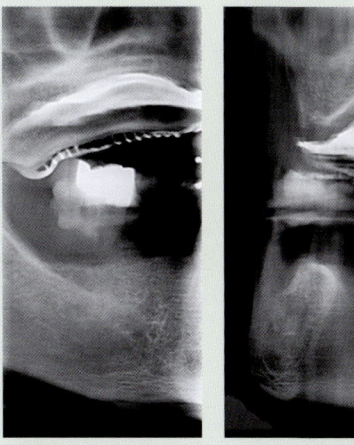

図❷o　2D-CT画像。埋入予定部位は十分な顎骨があり、直径3.8mm、長さ12mmのインプラントを埋入する予定にした

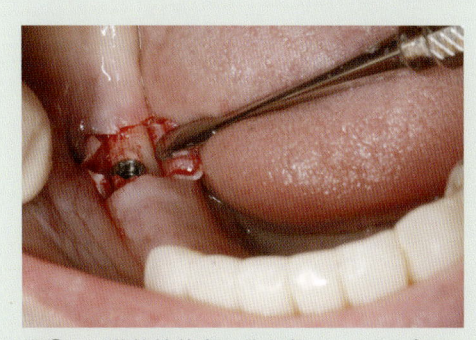

図❷p　遊離端義歯の遠心部に、インプラントを1本埋入した。これにより遊離端欠損を中間欠損化し、下顎のパーシャルデンチャーは安定する。その結果、安定した臼歯部での咀嚼習慣（奥噛み）が獲得でき、上顎総義歯が安定することを期待した

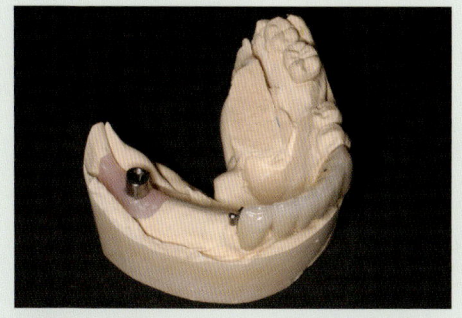

図❷q　内冠型コーピング。パーシャルデンチャー床下にインプラントを埋入し、IODとする場合、そのアタッチメントは主に支持を期待するものとなる。代表的なコーピングに根面板型、ドーム型、内冠型があるが、本症例では清掃性を優先して内冠型とした

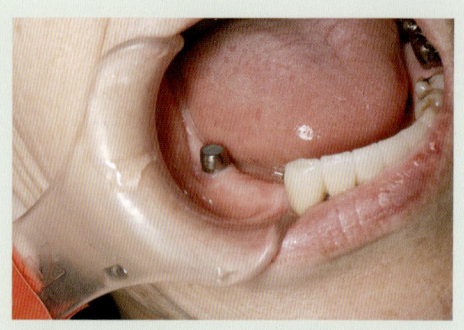

図❷r 支持中心のコーピング。コーピングの上部に、維持としてマグネットのキーパーが入るよう設計した。しかし、維持は天然歯で十分得られるため使用せずに、純粋に支持のみを期待したアタッチメントとした

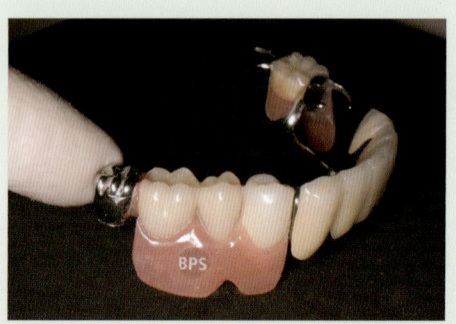

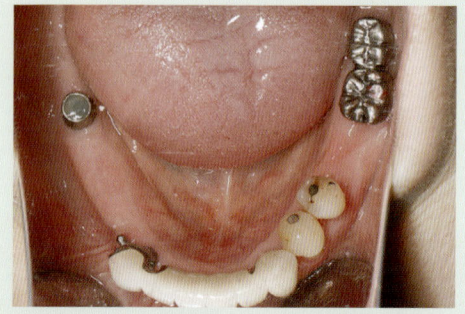

図❷st インプラント支持パーシャルデンチャー。インプラントに装着した内冠に義歯の外冠が乗ることにより、遊離端義歯の後方の沈下がほとんどなくなる。前歯はブリッジとし、歯冠外アタッチメントを併用した。通常のIODでは、インプラントを義歯床が覆うため清掃性が悪化しやすい。本症例では、高さのある内冠型コーピングにより磨きやすくなり、かつ外冠周囲に義歯床がないハイジーン重視の設計とすることができた

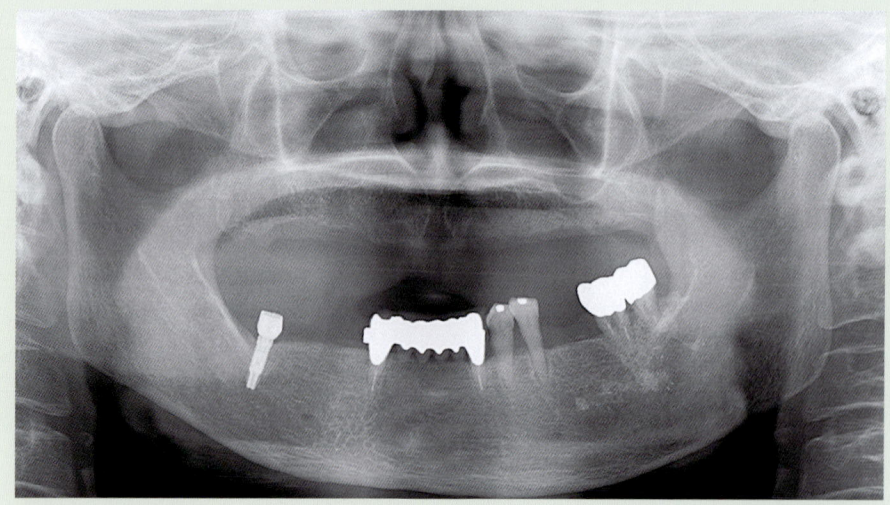

図❷u 内冠装着後のパノラマX線写真。1本のインプラントであるが、遊離端欠損を中間欠損化することで、義歯の挙動は大きく変わった

第8章　遊離端欠損におけるインプラント支持パーシャルデンチャー

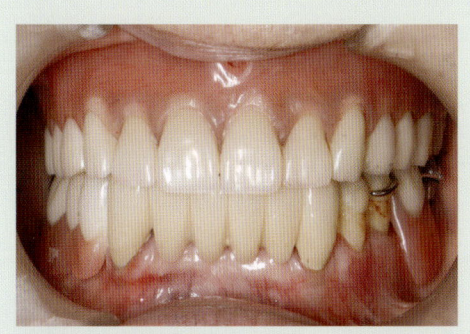

図❷v　上顎の総義歯、下顎のIOD装着。下顎の遊離端後方にインプラントを埋入し、IODとしたことで、前噛み傾向が弱まり、安定した奥噛み習慣が獲得できた。その結果、上顎は総義歯であるが、維持が得られるようになった

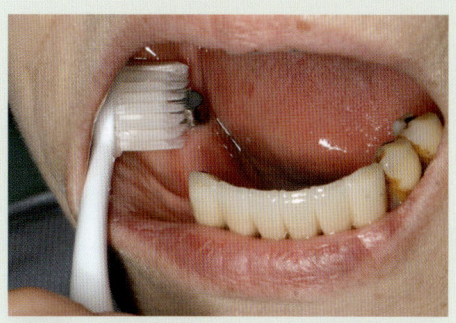

図❷w　高さのあるコーピングの清掃性。高さの低い根面板では歯ブラシをあてにくく、プラークコントロールが悪化しやすい。今回、内冠型のコーピングにしたことで、高さがあり磨きやすいのに加え、義歯床がインプラント周囲を覆わず、開放型で対応できた

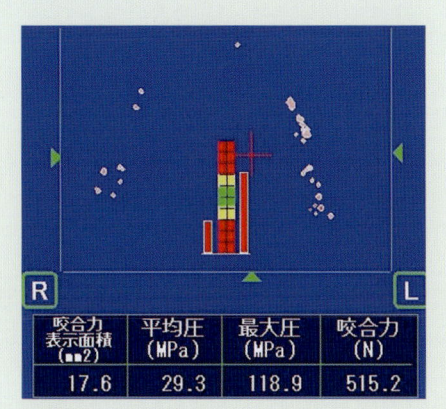

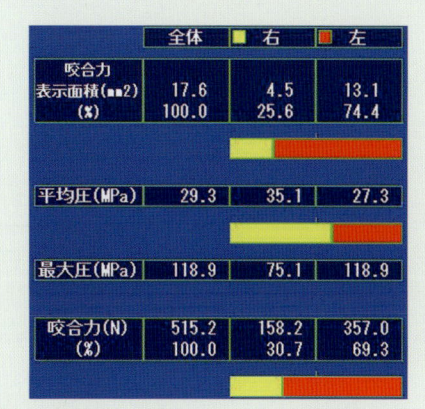

図❷xy　2年後のデンタルプレスケール。咬合力集中域（図中：＋）は、残存歯の多い左側に寄っているが、初診時に比べると後方に移動している

咬合崩壊の進行に IODにて対応した 症例	患者：65歳、女性 主訴：歯が動揺し、嚙めない

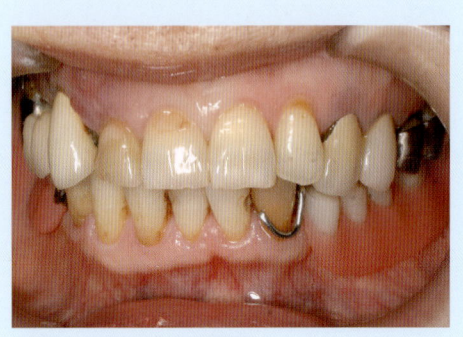

図❸a　初診時の正面観

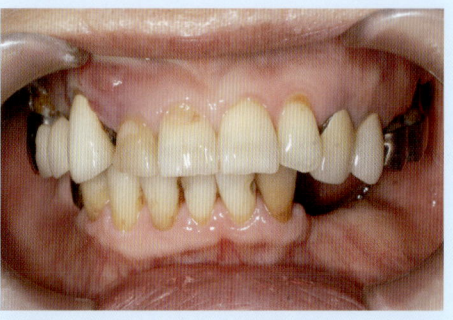

図❸b　義歯を外した正面観。右上犬歯以降が動揺している。下顎は遊離端義歯を装着していた

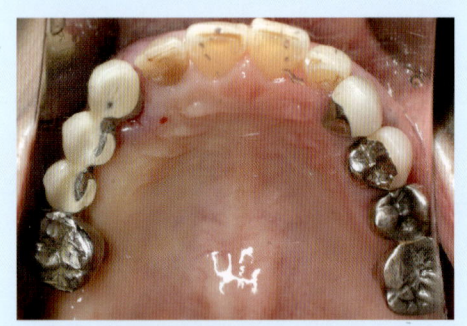

図❸c　上顎の咬合面観

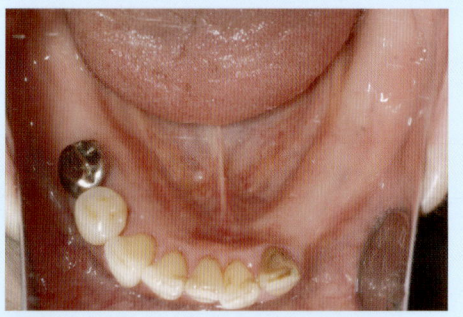

図❸d　下顎の咬合面観

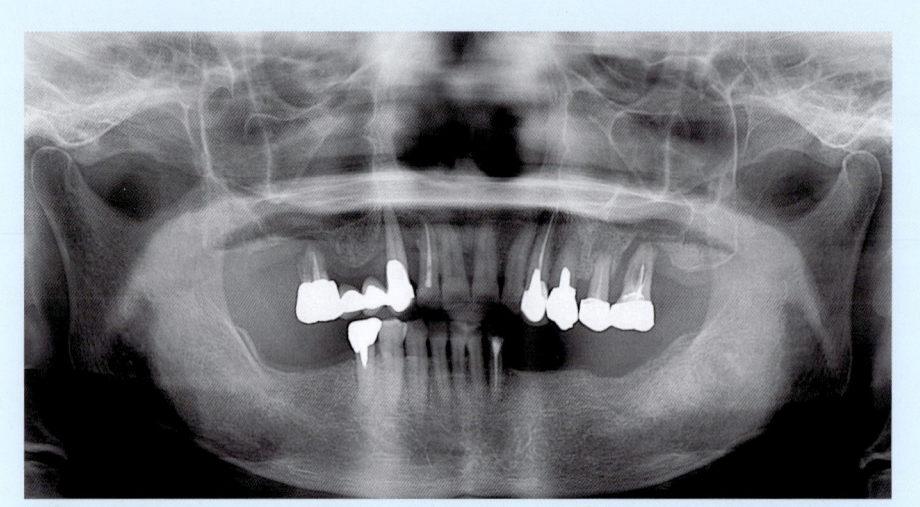

図❸e　初診時のパノラマX線写真。右上のブリッジと左上の6番は支持骨を失い、抜歯の適応である

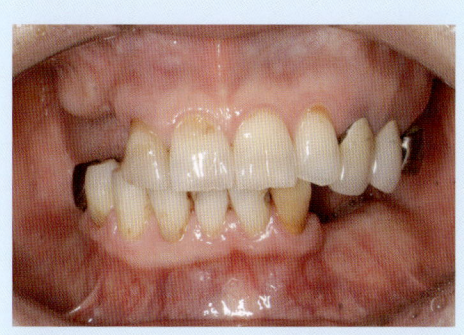

第8章 遊離端欠損におけるインプラント支持パーシャルデンチャー

図❸ f 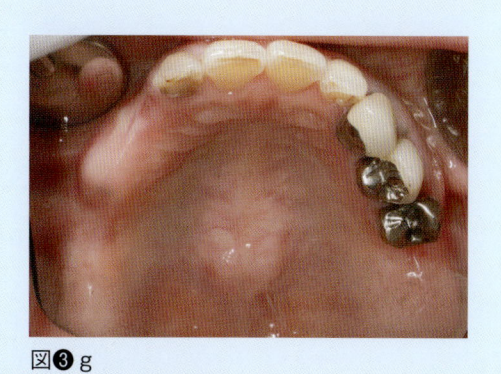　　　　　　　　　　　　　　　図❸ g

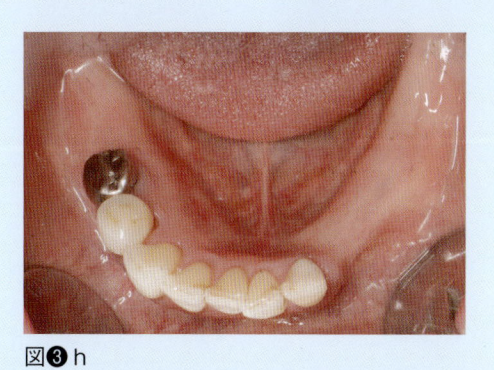

図❸ h

図❸ f〜h　抜歯後の残存歯。臼歯部の咬合支持を失い、EichnerのB4の状態となった。今後、更に咬合崩壊が進行する心配がある。左下2番は動揺度が1〜2度あった

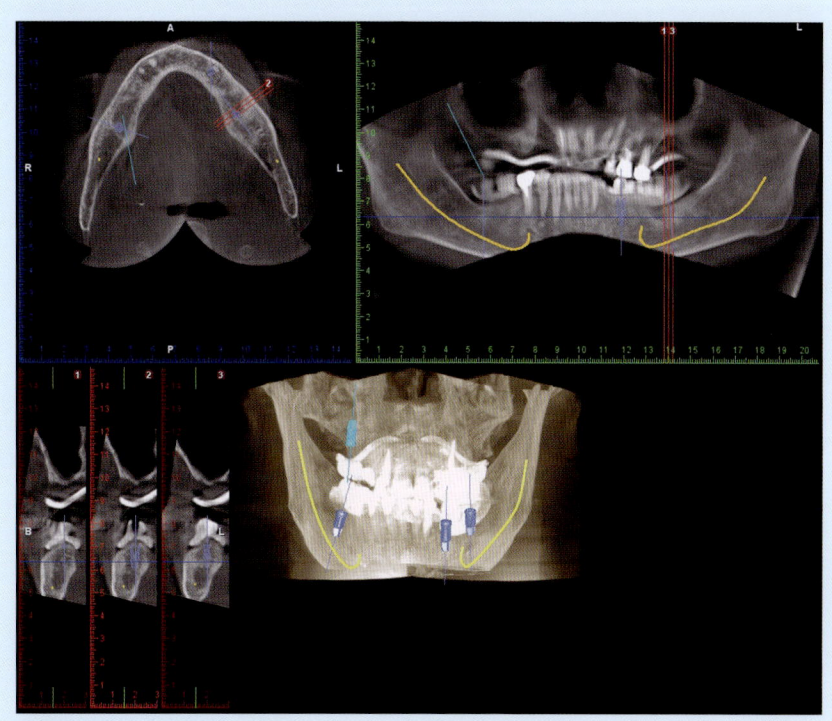

図❸ i　コーンビームCT画像。下顎の遊離端義歯の遠心側にインプラントを埋入し、中間欠損化したIODであるインプラント支持のパーシャルデンチャーを計画した。左下2番の負担軽減のため、左下小臼歯部にもインプラントを埋入した

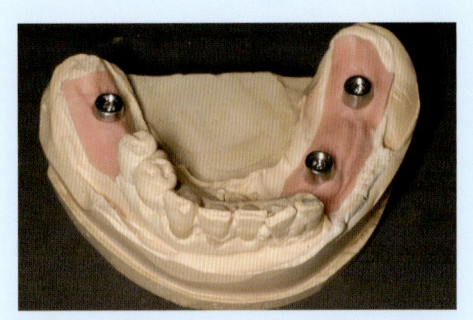

図❸j　内冠型コーピング。床下に入るインプラントの役割は支持を期待した。そのため、内冠型のアタッチメントとし、義歯の沈下に抵抗できる形態とした。また、将来の維持力不足に対応できるよう、内冠の上部にマグネットを装着できるよう備えた

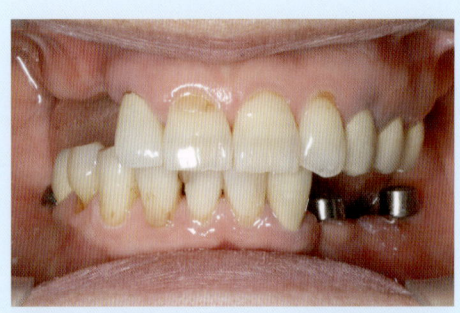

図❸k　治療後の口腔内。内冠は清掃性を考慮し、高さのあるコーピングをCAD/CAMにて製作した

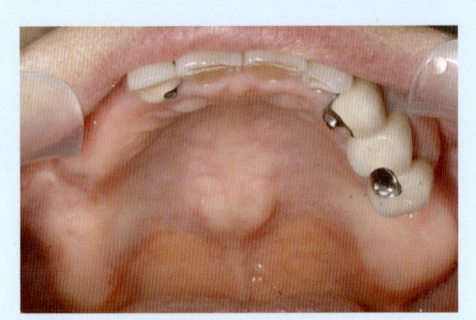

図❸l　治療後の口腔内

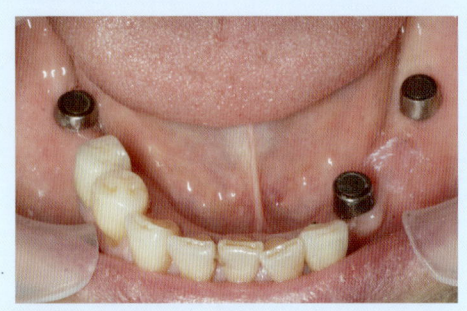

図❸m　治療後の口腔内

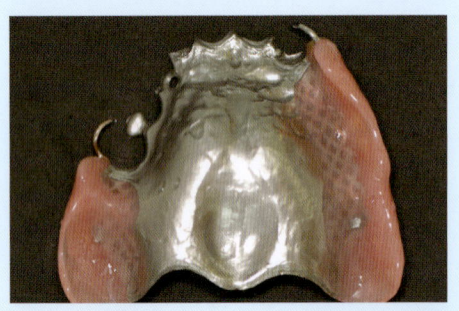

図❸n　上顎のパーシャルデンチャー。上顎は金属床のメタルアップにて歯列の一体化を図った

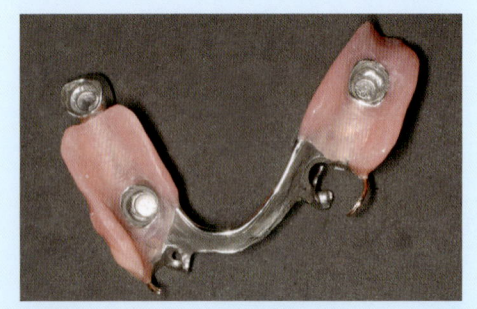

図❸o　下顎のインプラント支持によるパーシャルデンチャー。左下遠心のインプラントの清掃性がよいように、内冠に外冠がかぶさるようにした。コーヌスクローネのように軸面に維持力（コーヌス力）を求めず、二重冠として支持と把持効果を狙った。右下のインプラントは対合歯との距離があり、義歯床の中に埋め込み、人工歯を排列した

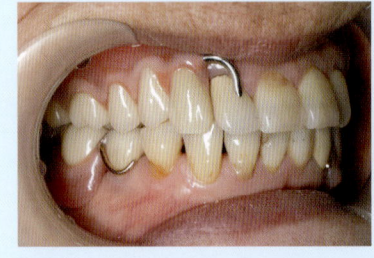

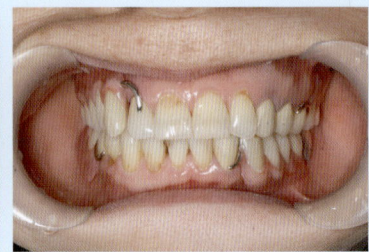

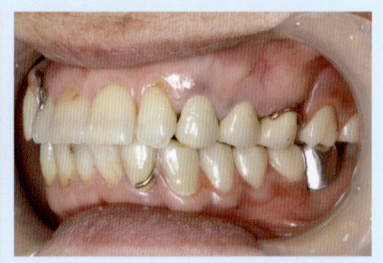

図❸p　義歯を装着した口腔内。下顎のIODは、維持のためのマグネットはつけずに、支持として機能している。2-IODとは異なり、義歯の動きはほとんどない。その結果、義歯床の形態も総義歯のような辺縁形態は必要なく、あくまで抜歯により失われた形態の回復のみですむ

2. インプラント支持パーシャルデンチャーにおけるアタッチメント

1）アタッチメントの種類

インプラントの役割は、主に支持として働き、維持としては補助的となります。そのため、ボールアタッチメントなど回転を許容するタイプのものは使用しません。ヒーリングアバットメントをコーピングとして使用することもできます。

コーピングはその形態から3つに分けられ、維持力を必要とする場合は、上部にマグネットのキーパーを設置することもあります。

2）支持を期待したカスタムアタッチメント（図4）

● **根面板型**

コーピングの高さが低いため、インプラントにかかる側方力は少ない反面、歯ブラシを当てにくく、清掃性が悪い傾向にあります。上部の平面で確実な支持が得られ、マグネットのキーパーを組み込むことで、維持の役割ももたせることができます。

● **ドーム型**

ドーム形態にすることで、側方力を逃がしつつ支持として使用します。維持装置をつけることはできず、把持の効果も期待できません。高さの低い根面板型よりは歯ブラシは当てやすくなります。

● **内冠型**

高さのある内冠型とすることで歯ブラシは最も当てやすく、外冠を義歯に装着することで、確実な支持と把持が得られます。内冠の上部にマグネットのキーパーを組み込むことも可能で、維持の役割をもたせることもできます。しかし、強い側方力がかかりやすく、それに耐えられる十分なインプラントのサイズや骨結合が必要です。

3）既製品の応用

● **マグネット**

マグネットは磁力による維持力も期待でき、か

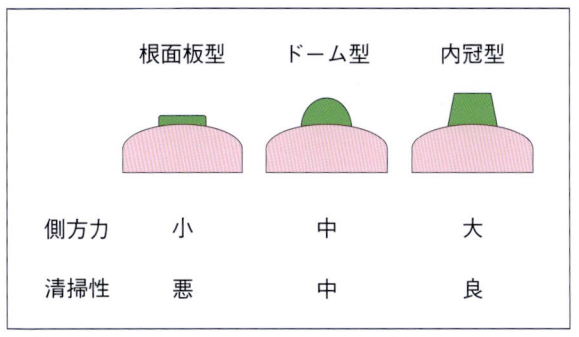

図❹　支持のみのアタッチメントの形態。コーピングが低いと側方力がかかりにくい反面、歯ブラシで磨きにくい。コーピングが高いと磨きやすくなる反面、かかる側方力が大きくなる

	根面板型	ドーム型	内冠型
側方力	小	中	大
清掃性	悪	中	良

つ平面と平面で接触するアタッチメントであり、確実な支持として期待できます。

● **ロケーター**

ナイロン製樹脂が介在するため、支持としては緩圧作用があります。しかし、その形態から垂直方向への力に対して抵抗しやすく、支持として利用できます。

反面、ボールアタッチメントは垂直方向への力に対し抵抗しにくく、支持としての使用には不向きです（第3章 義歯治療をベースとしたアタッチメントの選択、p.44参照）。

3. インプラント支持パーシャルデンチャーの欠点

1）可撤式であること

固定式のインプラント補綴のほうが、咬合支持としては強く、患者満足度も高くなります。IODにする場合は、患者さんが可撤式義歯に十分慣れていることが前提となります。また、その効果についても十分な患者説明が必要です。

2）ハイジーンの問題

義歯床でインプラントの周囲粘膜を覆うことが多いため、プラークコントロールを長期的に維持することが難しい傾向にあります。

COLUMN

歯科医療における不変のエビデンス

　McGillのコンセンサス以来、世界中でIODの研究が進み、さまざまなエビデンスが出ています。しかし、研究結果の一断面だけをとらえると、臨床から大きく離れてしまうことも、IODの設計の難しさです。

　例えば、IODにおいてインプラントは何本埋入することが理想でしょうか？　咬合力などの機能回復という観点だけでみると、本数は多いほど結果はよいでしょう。ところが、臨床的にはそうともいえず、下顎におけるコンセンサスは2本がファーストチョイスという認識となっています。このように一断面での研究では、臨床的な評価を行いにくい面があります。そのため、IODにおけるエビデンスの多くが、"患者満足度"という指標で評価していることに現れているのでしょう。

　また、IODにおいては、本来動きのある義歯と全く動かないインプラントが混在し、衛生的な状態が必要なインプラントの上に、義歯床が覆うという不潔な環境があります。このような真逆な性質をもつ義歯とインプラントを併用する難しさがあります。そして、インプラントという材料の進歩や術式の変化で、エビデンスは変わる可能性もあります。そのようなIODにおいては、もう一度歯科医療の原点に戻って考える必要があります。

　歯科医療における、今までもそして将来も変わらない、いわば"不変のエビデンス"は、患者さんのお口の中をきれいにすること（ハイジーン）と、安定した咬み合わせ（咬合）です。特に安定した咬み合わせのなかでも、咬合接触状態だけでなく、安定した奥嚙み習慣は補綴治療の長期安定のためには必須です。第8章で提示したインプラント支持パーシャルデンチャーは、研究途上であり、誰もが認めるエビデンスの高い方法とはいえません。しかし、私たちが臨床応用するにあたり、不変のエビデンスに基づいた治療を行うことが大切です。つまり、よりハイジーンを考慮したコーピングや義歯床縁の設定を行い、メインテナンスを徹底すること、そして1本のインプラントにより、前嚙みの習慣から安定した奥嚙みの習慣へと移行し、安定した咬合を確立することです。そのような軸のぶれない治療を重ねることで、これから新しいエビデンスが確立されていくこととなるでしょう。

付 記

1. ミニインプラントを使用した症例
2. OHIP-14 日本語版：OHIP-14 調査票
3. インプラント埋入を専門医に依頼する場合の注意点

ミニインプラントを使用した症例	患者：69歳、女性 主訴：下顎義歯はある程度吸着しているが、更なる機能の向上を切望

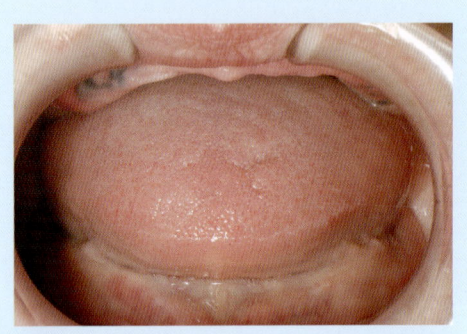

図❶a　初診時の正面観。よく噛める義歯を製作希望

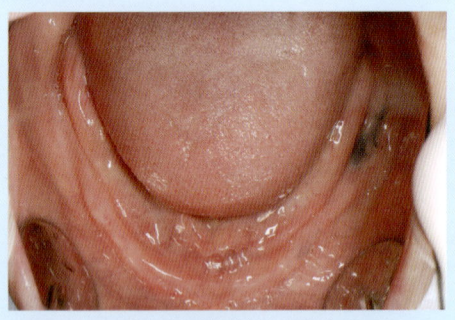

図❶b　下顎の無歯顎顎堤。顎堤は吸収し、左下臼歯部では歯槽頂も不連続で不明瞭となっていた

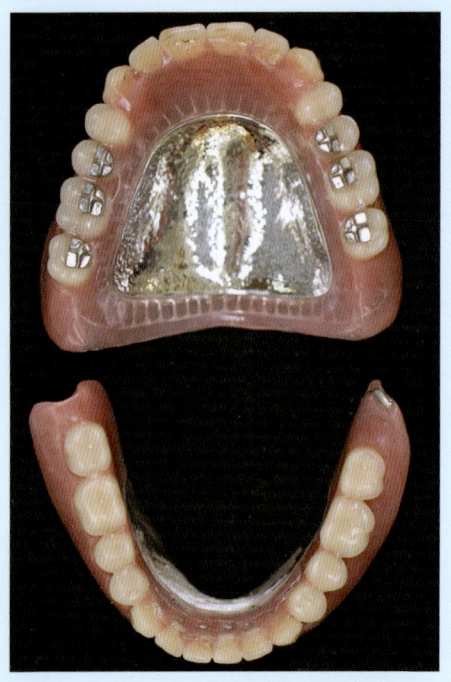

図❶c　使用していた総義歯。顎堤の条件は悪いが、丁寧に製作されており、吸着していた。しかし、患者は満足していなかった

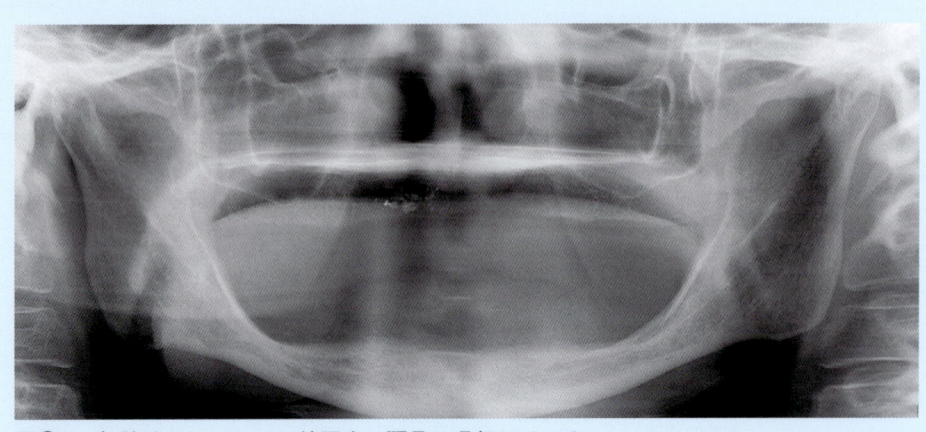

図❶d　初診時のパノラマX線写真。顎骨は吸収している

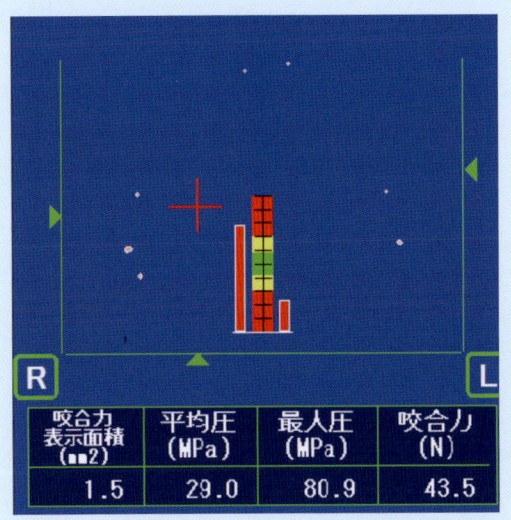

咬合力表示面積(mm2)	平均圧(MPa)	最大圧(MPa)	咬合力(N)
1.5	29.0	80.9	43.5

図❶e　デンタルプレスケール。全体の咬合力は43.5Nと低い数値であった

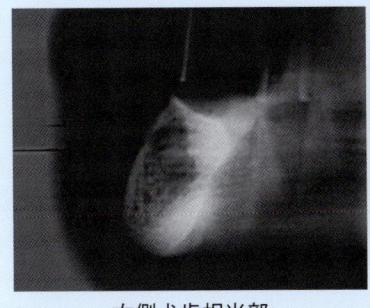

右側犬歯相当部　　　　　　　左側犬歯相当部

図❶f　2D-CT。左右犬歯付近での下顎骨のCT画像。顎骨の高さは10mm強しかない

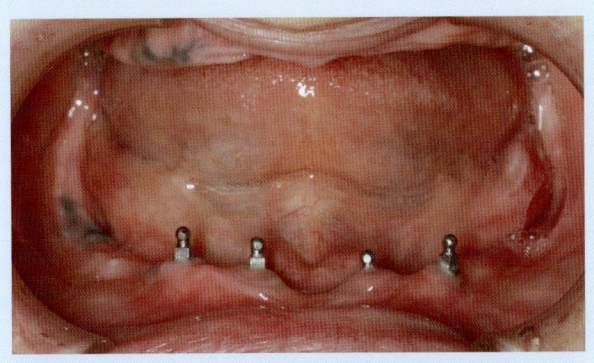

図❶g　ミニインプラント埋入。当初、2-IODを予定したが、患者が外科的な侵襲を敬遠した。治療方針を変更し、より侵襲の少ないミニインプラントで対応することにした。ミニインプラントは直径が1.8mm程度と細く、ボールアタッチメントが一体となった1回法インプラントである

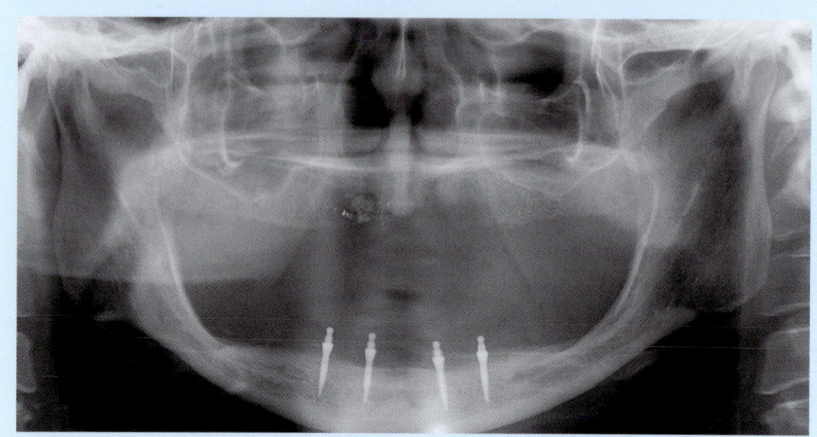

図❶h 埋入後のパノラマX線。ミニインプラントは、オトガイ孔間に左右対称に、4本平行に埋入する必要がある

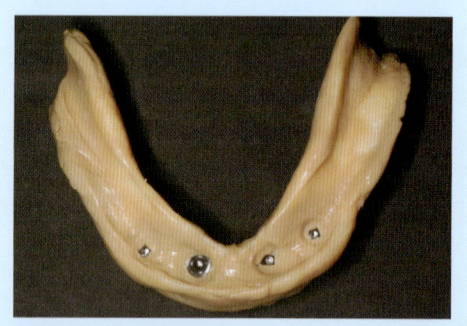

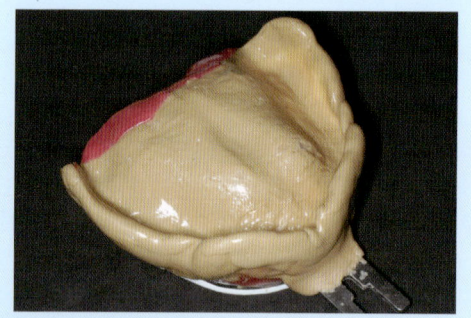

図❶ij 閉口機能印象。インプラントの埋入は侵襲が少ないが、義歯の製作には注意が必要となる。インプラントの維持がなくてもほとんど動かない下顎義歯を製作しなければ、4本のうち外側のインプラントには側方力が加わりやすい

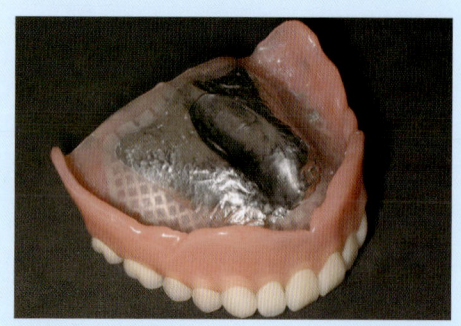

図❶k 上顎は総義歯

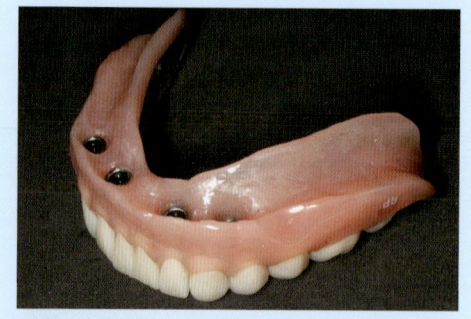

図❶l 下顎は4本のミニインプラントでのIOD。インプラントに一体となったボールアタッチメントに、義歯に装着したO-ringにより維持力を発揮する

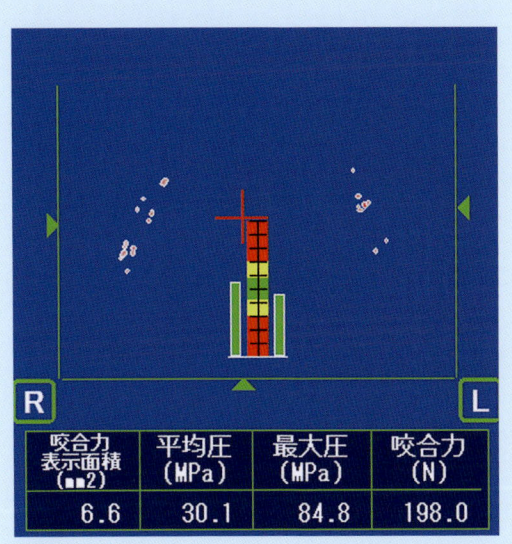

咬合力 表示面積 (㎜2)	平均圧 (MPa)	最大圧 (MPa)	咬合力 (N)
6.6	30.1	84.8	198.0

図❶m　ミニインプラント7ヵ月後のプレスケール。総義歯装着時の咬合力が43.5Nから術後198Nへと向上した。しかし、無歯顎者においてミニインプラントはファーストチョイスではなく、行う場合は機能時に動きの少ない義歯製作が重要となる

OHIP-14 日本語版

OHIP-14 調査票

過去1年間に歯や口または義歯の不調のために、以下のことを経験しましたか？

1. 歯や口または義歯の不調のために、会話をする（発音する）のに困ったことがありますか？
    ①全くない
    ②ほとんどない
    ③ときどきある
    ④よくある
    ⑤非常によくある
2. 味覚が低下したと感じたことがありますか？
    ①全くない
    ②ほとんどない
    ③ときどきある
    ④よくある
    ⑤非常によくある
3. 口の中に痛みを感じたことがありますか？
    ①全くない
    ②ほとんどない
    ③ときどきある
    ④よくある
    ⑤非常によくある
4. 歯や口または義歯の不調のために、食べることに不自由を感じたことがありますか？
    ①全くない
    ②ほとんどない
    ③ときどきある
    ④よくある
    ⑤非常によくある
5. 歯や口または義歯の不調のために、他人の目を気にしたことがありますか？
    ①全くない
    ②ほとんどない
    ③ときどきある
    ④よくある
    ⑤非常によくある
6. 歯や口または義歯の不調のために、ストレスを感じたことがありますか？
    ①全くない
    ②ほとんどない
    ③ときどきある
    ④よくある
    ⑤非常によくある
7. 歯や口または義歯の不調のために、食事が満足にできなかったことがありますか？
    ①全くない
    ②ほとんどない
    ③ときどきある

④よくある
⑤非常によくある

8. 歯や口または義歯の不調のために、食事を中断しなければならなかったことがありますか？
　　①全くない
　　②ほとんどない
　　③ときどきある
　　④よくある
　　⑤非常によくある

9. 歯や口または義歯の不調のために、リラックスしにくかったことがありますか？
　　①全くない
　　②ほとんどない
　　③ときどきある
　　④よくある
　　⑤非常によくある

10. 歯や口または義歯の不調のために、恥ずかしい思いをしたことがありますか？
　　①全くない
　　②ほとんどない
　　③ときどきある
　　④よくある
　　⑤非常によくある

11. 歯や口または義歯の不調のために、他人に対して短気になったことがありますか？
　　①全くない
　　②ほとんどない
　　③ときどきある
　　④よくある
　　⑤非常によくある

12. 歯や口または義歯の不調のために、いつもこなしている仕事に支障をきたしたことがありますか？
　　①全くない
　　②ほとんどない
　　③ときどきある
　　④よくある
　　⑤非常によくある

13. 歯や口または義歯の不調のために、日常生活が思うようにいかないと感じたことがありますか？
　　①全くない
　　②ほとんどない
　　③ときどきある
　　④よくある
　　⑤非常によくある

14. 歯や口または義歯の不調のために、何もかも手につかなかったことがありますか？
　　①全くない
　　②ほとんどない
　　③ときどきある
　　④よくある
　　⑤非常によくある

インプラント埋入を専門医に依頼する場合の注意点

インプラント埋入を行っていない医院においても、義歯の難症例に苦慮し、IODの適用を考える場面に必ず遭遇します。特に義歯治療に精通した歯科医師であれば、インプラント埋入は専門医に依頼し、その後のIOD義歯製作は自院にて行うことが、患者さんに大きなメリットを生むことになります。

2-IODでは、インプラントの埋入位置や方向は、インプラントの固定性補綴装置の場合と少し異なります。あらかじめインプラント専門医と十分な打ち合わせをする必要があります。

以下に下顎2-IODを例に挙げ、依頼する際の注意点を列挙します。

1）自院にて

患者さんが使用していた義歯や治療用義歯などで、適正な垂直的顎間距離（咬合高径）や下顎位となるよう修正を加えます。

総義歯が安定する人工歯排列位置を決定。

診断用ステントを製作し、前歯部に造影性のある人工歯を排列。

2）インプラント専門医にて

上顎の総義歯、下顎にステントを装着した状態で、閉口位にてCTを撮影します。

3）埋入計画の立案

●埋入位置について打ち合わせ

2本埋入の場合、側切歯と犬歯の間に左右対称となり、可能な限り平行となるよう依頼します。顎骨が吸収すると舌側に傾斜した形態となり、人工歯の歯軸方向と異なる場合があります。そのような場合の埋入方向は、歯軸と顎骨の傾斜の間で、アタッチメントが顎堤の咀嚼粘膜（非可動粘膜）上で、できるだけ歯槽頂に位置するよう、かつ、その部位で義歯の内部にアタッチメントの補綴スペースが十分取れる位置への埋入を依頼します。

●インプラントのサイズについての打ち合わせ

標準的な直径（3.8〜4.5mm）、長さ（10〜13mm）が基準となります。それよりも細いインプラント（ナロータイプ）や短いインプラント（ショートタイプ）でも可能ですが、信頼性は低下します。症例に応じ、2本を4本に増やすことも検討します。

4）自院にて

インプラント埋入に先立ち、使用している義歯の埋入部分は十分にリリーフし、ティッシュコンディショナーにて修理を行います。

5）インプラント専門医にて

サージカルステントを製作し、インプラント埋入手術を行います（2回法）。

6）自院にて

術後、使用している義歯を調整し、ティッシュコンディショニングを行います。

7）インプラント専門医にて

埋入後2ヵ月が経過したら二次オペを行い、ヒーリングアバットメントを装着します。

アバットメント部のティッシュコンディショナーを調整します。

8）自院にて

インプラントの埋入位置や方向から、使用するアタッチメントを決定します。ドライバーなどの器具は自院にて準備し、二次オペ後は自院にてアタッチメントを装着し、義歯を製作すると治療がスムーズです。

●自院にて

IOD義歯を製作、装着し、メインテナンスを行います。

参考文献

第1章 グローバルスタンダード 2-Implant overdenture

1) de Baat C, Cune MS, Carlsson GE: A survey of implant-retained superstructure types in the edentulous mandible in The Netherlands. Ned Tijdschr Tandheelkd, 112(10): 363-7, 2005.

2) Feine JS, et al: The McGill consensus statement on overdentures. Mandibular two-implant overdentures as first choice standard of care for edentulous patients. Int J Oral Maxillofac Implants, 17(4): 601-2, 2002.

3) Feine JS, et al: Implant Overdentures, quintessence books.

4) Thomason JM, et al: Mandibular two implant-supported overdenture as the first choice standard of care for edentulous patients–the York Consensus Statement. Br Dent J, 207(4): 185-186, 2009.

5) Van Assche N, Quirynen M: Tolerance within a surgical guide. Clin Oral Implants Res, 21(4): 455-8, 2010.

6) Vercruyssen M, Marcelis K, Coucke W, Naert I, Quirynen M: Long-term, retrospective evaluation (implant and patient-centred outcome) of the two-implants-supported overdenture in the mandible. Part 1: survival rate. Clin Oral Implants Res, 21(4): 2010.

7) 亀田行雄：義歯治療をベースとした2-Implant Overdenture．デンタルダイヤモンド，521：2011．

8) 佐久間重光，他：咬合圧分布による咬合の評価に関する研究．愛知学院大学歯学会誌，36(2)：247-250，1998．

9) 野首孝祠：QOLの向上にむけた咬合・咀嚼への取り組み．日本咀嚼学会雑誌，17(1)：3-15，2007．

第2章 少ない本数のインプラントによる義歯治療ベースのIOD

1) Alsabeeha N, Payne AG, De Silva RK, Swain MV: Mandibular single-implant overdentures: a review with surgical and prosthodontic perspectives of a novel approach. Clin Oral Implants Res, 20(4): 356-65, 2009.

2) Dao TT, Anderson JD, Zarb GA: Is osteoporosis a risk factor for osseointegration of dental implants? Int J Oral Maxillofac Implants, 8(2): 137-44, 1993.

3) Feine JS, de Grandmont P, Boudrias P, Brien N, LaMarche C, Taché R, Lund JP: Within-subject comparisons of implant-supported mandibular prostheses: choice of prosthesis. J Dent Res, 73(5): 1105-11, 1994.

4) Kimoto S, Pan S, Drolet N, Feine JS: Rotational movements of mandibular two-implant overdentures. Clin Oral Implants Res, 20(8): 838-43, 2009.

5) Meijer HJ, Raghoebar GM, Batenburg RH, Visser A, Vissink A: Mandibular overdentures supported by two or four endosseous implants: a 10-year clinical trial. Clin Oral Implants Res, 20(7): 722-8, 2009.

6) Morais JA, Heydecke G, Pawliuk J, Lund JP, Feine JS: The effects of mandibular two-implant overdentures on nutrition in elderly edentulous individuals. J Dent Res, 82(1): 53-8, 2003.

7) Naert I, Alsaadi G, Quirynen M: Prosthetic aspects and patient satisfaction with two-implant-retained mandibular overdentures: a 10-year randomized clinical study. Int J Prosthodont, 17(4): 401-10, 2004.

8) Naert I, Alsaadi G, van Steenberghe D, Quirynen M: A 10-year randomized clinical trial on the influence of splinted and unsplinted oral implants retaining mandibular overdentures: Int J Oral Maxillofac Implants, 19(5): 695-702, 2004.

9) Sanna A, Nuytens P, Naert I, Quirynen M: Successful outcome of splinted implants supporting a 'planned' maxillary overdenture: a retrospective evaluation and comparison with fixed full dental prostheses. Clin Oral Implants Res, 20(4): 406-13, 2009.

10) Stoker GT, Wismeijer D, van Waas MA. Free: An eight-year follow-up to a randomized clinical trial of aftercare and cost-analysis with three types of mandibular implant-retained overdentures. J Dent Res, 86(3): 276-80, 2007.

11) Thomason JM, Heydecke G, Feine JS, Ellis JS:How do patients perceive the benefit of reconstructive dentistry with regard to oral health-related quality of life and patient satisfaction? A systematic review. Clin Oral Implants Res, 18 Suppl 3:168-88, 2007.

12) Vercruyssen M, Marcelis K, Coucke W, Naert I, Quirynen M: Long-term, retrospective evaluation (implant and patient-centred outcome) of the two-implants-supported overdenture in the mandible. Part 1: survival rate. Clin Oral Implants Res, 21(4): 2010.

13) Walton JN, Glick N, Macentee MI: A randomized clinical trial comparing patient satisfaction and prosthetic outcomes with mandibular overdentures retained by one or two implants. Int J Prosthodont, 22(4): 331-9, 2009.

14) Zarb GA, Schmitt A: Osseointegration for elderly patients: the Toronto study.J Prosthet Dent, 72(5): 559-68, 1994.

15) 亀田行雄：総義歯vsインプラントオーバーデンチャー．日本歯科評論，826：2011．

16) ㈳日本補綴歯科学会：歯の欠損の補綴歯科診療ガイドライン2008．

17) 前田芳信，阿部二郎，亀田行雄：高齢社会の補綴を考える下顎無歯顎患者へのインプラントオーバーデンチャー．クインテッセンスQDT，5月，6月：2009．

第4章　義歯治療の今までとこれから

1) バウチャー：無歯顎患者のための補綴治療 第7版．Mosby, Saint Luis, 1975.

第5章　2-Implant Overdentureの新しいコンセンサス

1) Abe S, Ishihara K, Okuda K: Prevalence of potential respirator pathogens in the mouth of professional oral care. Arch Gerontol Geriatr, 32: 45-55, 2001.

2) Adachi M, Ishihara K, Abe S, Okuda K, Ishikawa T: Effect of professional oral health care on elderly living in nursing homes. Oral Sur Oral Med Oral Path Oral Rad Endodontics, 94:191-195, 2002.

3) Niamtu J 3rd: Near-fatal airway obstruction after routine implant placement. Oral Surg Oral Med Oral Pathol Oral Radiol Endod, 92(6): 597-600, 2001.

4) Sumi Y, Miura H, Sunakawa M, Michiwaki Y, Sakagami N: Colonization of denture plaque by respiratory pathogens in dependent elderly. Gerodontol, 19: 25-29, 2002.

5) 阿部二郎：誰にでもできる下顎総義歯の吸着．ヒョーロンパブリッシャーズ，東京，2004．

6) 阿部二郎，他：4-STEPで完成 下顎吸着義歯とBPSパーフェクトマニュアル．クインテッセンス出版，東京，2011．

7) 染谷成一郎：下顎第二大臼歯遠心部およびレトロモラーパッド前縁部付近に見られるスジの報告．日本顎咬合学会誌：咬み合わせの科学，28(1)：14-20，2008．

第6章　IODにおける義歯床縁形態と咬合

1) 亀田行雄：インプラントオーバーデンチャーによる機能回復－求められる床縁形態の検討－．補綴臨床，42(2)：196-211，2009．

2) 斎藤善広：義歯は動いて機能する．ザ・クインテッセンス，29(5)：142-150，2010．

第7章　無歯顎患者における上顎IOD

1) Sanna A, Nuytens P, Naert I, Quirynen M: Successful outcome of splinted implants supporting a 'planned' maxillary overdenture: a retrospective evaluation and comparison with fixed full dental prostheses. Clin Oral Implants Res, 20(4): 406-13, 2009.

2) Thomason JM, Heydecke G, Feine JS, Ellis JS: How do patients perceive the benefit of reconstructive dentistry with regard to oral health-related quality of life and patient satisfaction? A systematic review. Clin Oral Implants Res, 18 Suppl 3: 168-88, 2007.

第8章　遊離端欠損におけるインプラント支持パーシャルデンチャー

1) Brudvick JS: Advanced removable partial dentures. Quitessence, Chicago, 1999.

2) 上田芳男, 他：オーバーデンチャーの支台歯の負担性に対するコーピングの形態の影響. 補綴誌, 31：971-979, 1987.

3) 岸本悦央, 他：ブラッシングしやすいオーバーデンチャー維持歯の形態－シミュレータによる評価. 口腔衛生会誌, 47：132-138, 1997.

4) 佐藤勝史：総義歯治療の難症例シングルデンチャーを整理する 1-3. 日本歯科評論, 69(2,4,8)：2009.

索　引

数字

2-Implant Overdenture	8
2-IOD	10, 40, 58, 71

B

BPS	55
BPS（Biofunctional Prosthetic System）	21
BPSを用いたIOD義歯製作	18

C

CAD/CAM	63, 112

I

Implant Retained Overdenture	32, 40, 94
Implant Supported Overdenture	32, 43, 95

J

JDA Consensus	70

M

McGill Consensus	8

O

OHIP-14 日本語版	13, 136

い

維持、支持、把持のための便宜的床縁形態	94
維持主体のIOD	32
インプラントが維持として働く三原則	33
インプラント支持パーシャルデンチャー	44, 117

お

奥噛み	62, 116
オトガイ下動脈	82

か

回転許容性	34, 40
下顎無歯顎補綴の臨床的ガイドライン	28

こ

コーピングの高さ	91
コンビネーションシンドローム	118

し

支持主体のIOD	32
シングルデンチャー	116

せ

舌下動脈	82
舌孔	85

セトリング	23

そ	
総義歯 vs IOD	26
染谷のすじ	74

と	
ドーム型	44, 129
ドーム型アタッチメント	119

な	
内冠型	44, 129
内冠型コーピング	123, 128

は	
バーアタッチメント	38
ハノークイント	101

へ	
閉口機能印象	77
閉口機能印象法	19, 21, 35, 50, 53, 70, 76
辺縁封鎖	95
片側性バランス	99

ほ	
ボールアタッチメント	38
ボーンアンカードブリッジ vs IOD	26

ま	
マグネットアタッチメント	39

み	
ミニインプラント	32, 111, 132

り	
両側性バランス	99, 100
両側性平衡咬合	35, 100

ろ	
ローディングプロトコール	17
ロケーターアタッチメント	46, 61

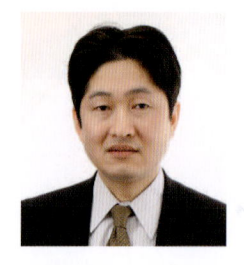

亀田行雄
Yukio Kameda

■ 略歴
1963年　栃木県生まれ
1988年　東北大学歯学部卒業
1988年　東京都新宿区木村歯科医院勤務
1991～2002年　東京医科歯科大学歯学部 高齢者歯科学講座在籍
1994年　埼玉県川口市にて「かめだ歯科医院」開設、現在に至る

■ 役職・所属学会・研究会
日本顎咬合学会常任理事（編集委員会委員長）
日本顎咬合学会咬み合わせ指導医
日本臨床歯周療法集談会（JCPG）副会長
リヒテンシュタインにてBPS Dentistの認証を取得
新宿三水会
てんとう虫スタディーグループ
Japan Denture Association正会員

これからの義歯治療とインプラントオーバーデンチャー

発行日────2012年3月1日　第1版第1刷
著　者────亀田行雄
発行人────湯山幸寿
発行所────株式会社デンタルダイヤモンド社
　　　　　〒101-0054
　　　　　東京都千代田区神田錦町1-14-13　錦町デンタルビル
　　　　　TEL 03-3219-2571（代）
　　　　　http://www.dental-diamond.co.jp/
　　　　　振替口座　00160-3-10768
印刷所────共立印刷株式会社
ⓒ Yukio KAMEDA, 2012
落丁、乱丁本はお取り替えいたします。

● 本書の複製権・翻訳権・上映権・譲渡権・公衆送信権（送信可能化権を含む）は、㈱デンタルダイヤモンド社が保有します。
● JCOPY〈㈳出版者著作権管理機構 委託出版物〉
本書の無断複写は著作権法上での例外を除き禁じられています。複写される場合は、そのつど事前に㈳出版者著作権管理機構（TEL：03-3513-6969、FAX：03-3513-6979、e-mail：info@jcopy.or.jp）の許諾を得てください。

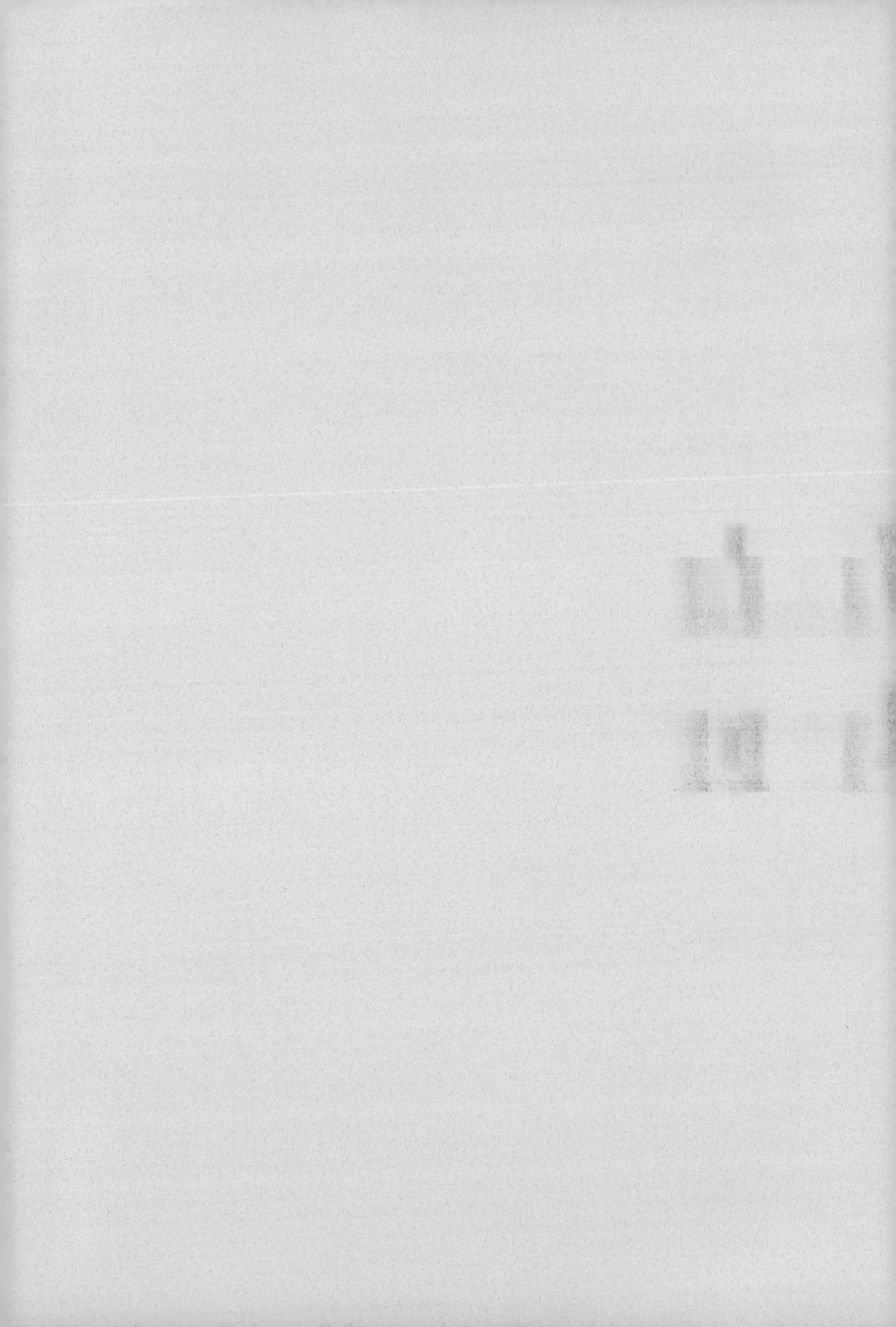